치매 예방 컬러링 북

누구나 쉽게 따라 할 수 있는
# 꽃 그림 색칠하기

치매예방놀이연구회 엮음

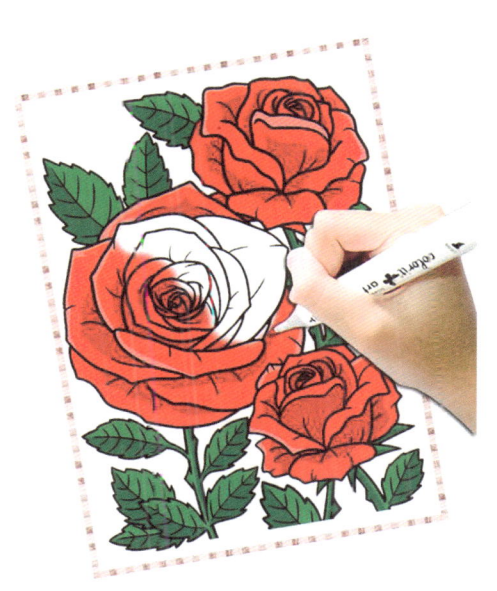

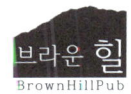
브라운힐
BrownHillPub

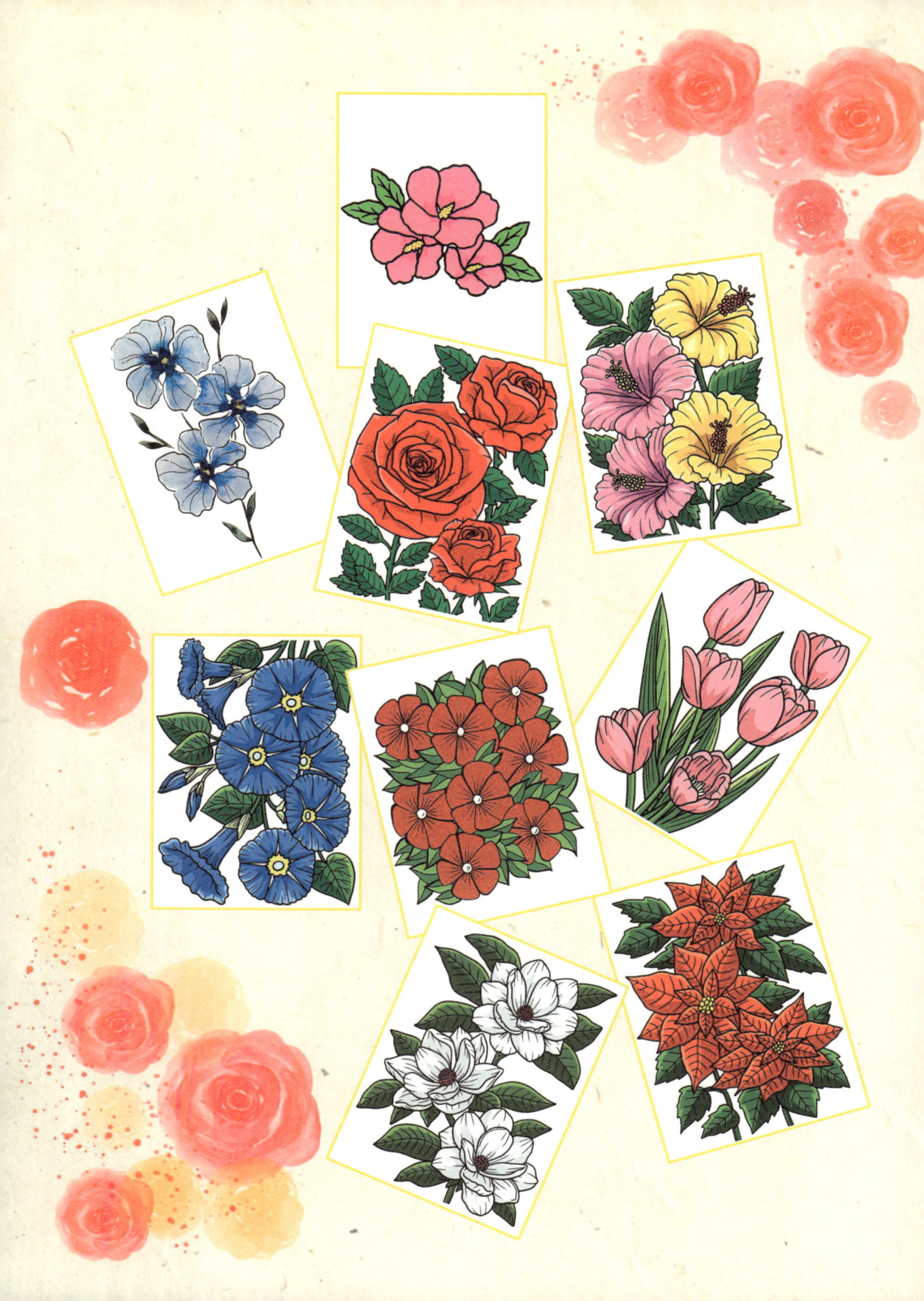

| 책을 펴내며 |

    세계보건기구는 암, 에이즈와 함께 치매를 인류의 3대 질병으로 공표했습니다. 치매는 만성 노인 질환의 대명사로 인식된 지 이미 오래입니다.
    나이가 많이 들면 뇌의 신경세포가 손상되어 기억력, 사고력, 이해력, 계산 능력, 학습 능력, 언어 구사력과 판단력 등에 장애가 생기게 되고 이를 방치하면 치매로 진행될 수 있다는 것은 우리가 어쩔 수 없이 받아들여야 하는 아픈 현실입니다. 따라서 노년층에게는 더욱 적극적인 건강관리가 필요합니다. 육체의 건강은 물론이고 점점 흐려지는 기억, 다시 말해 뇌 건강에도 각별하게 주의를 기울여야 합니다.
    이런 치매를 예방하기 위해서는 손과 머리를 많이 쓰는 것이 좋다고 합니다. 그리고 치매 예방을 위해 노년기의 기억력을 증진하려면 글쓰기보다 그림 그리기나 색칠하기가 더욱 효과적이라는 연구 결과도 나온 바 있습니다. 그림 그리기는 시각적인 면과 공간적인 면, 언어적인 요소는 물론이고 손 운동까지 포함되기 때문에 여타의 기억법보다 더욱 도움이 된다는 것입니다. 한마디로 그림 색칠하기는 지루하지 않고 즐겁게 치매의 위협에 맞서는 상책(上策)이라고 하겠습니다.
    이 책에는 남녀노소 누구나 보기만 해도 마냥 기분이 좋아지는 꽃 그림을 담았습니다. 쉽고 단순하게 색칠할 수 있는 것부터 제법 정성과 노력을 기울여야 하는 것까지 난이도가 다양한 62개의 꽃 그림이 여러분을 기다리고 있습니다. 마음에 들고 자신 있는 그림부터 골라 색칠을 하다가 실력이 늘면 어려운 그림에 도전해 보십시오. 색연필이나 크레파스, 컬러펜 등으로 시작해서 수채화나 유화로 수준을 높일 수도 있습니다. 아니면 왼쪽 페이지의 견본을 따라 하는 대신 자신만의 창의성을 발휘해서 자유롭게 색칠하는 것도 좋은 방법입니다.
    색칠하기 놀이와 함께 각 꽃마다 이름과 원산지, 개화 시기 등의 정보와 실제 사진을 첨부했기 때문에 뇌를 활성화시키는 인지력과 더불어 기억력도 향상시킬 수 있습니다. 따라서 어르신들뿐만 아니라 모든 이들, 또한 소일거리가 마땅치 않은 분들에게도 이 책은 좋은 친구가 될 것입니다.
    뇌와 손을 사용한 색칠 훈련을 통해 치매 예방과 건강, 성취감과 자신감을 함께 챙기면서 즐겁게 생활하시기 바랍니다.

엮은이

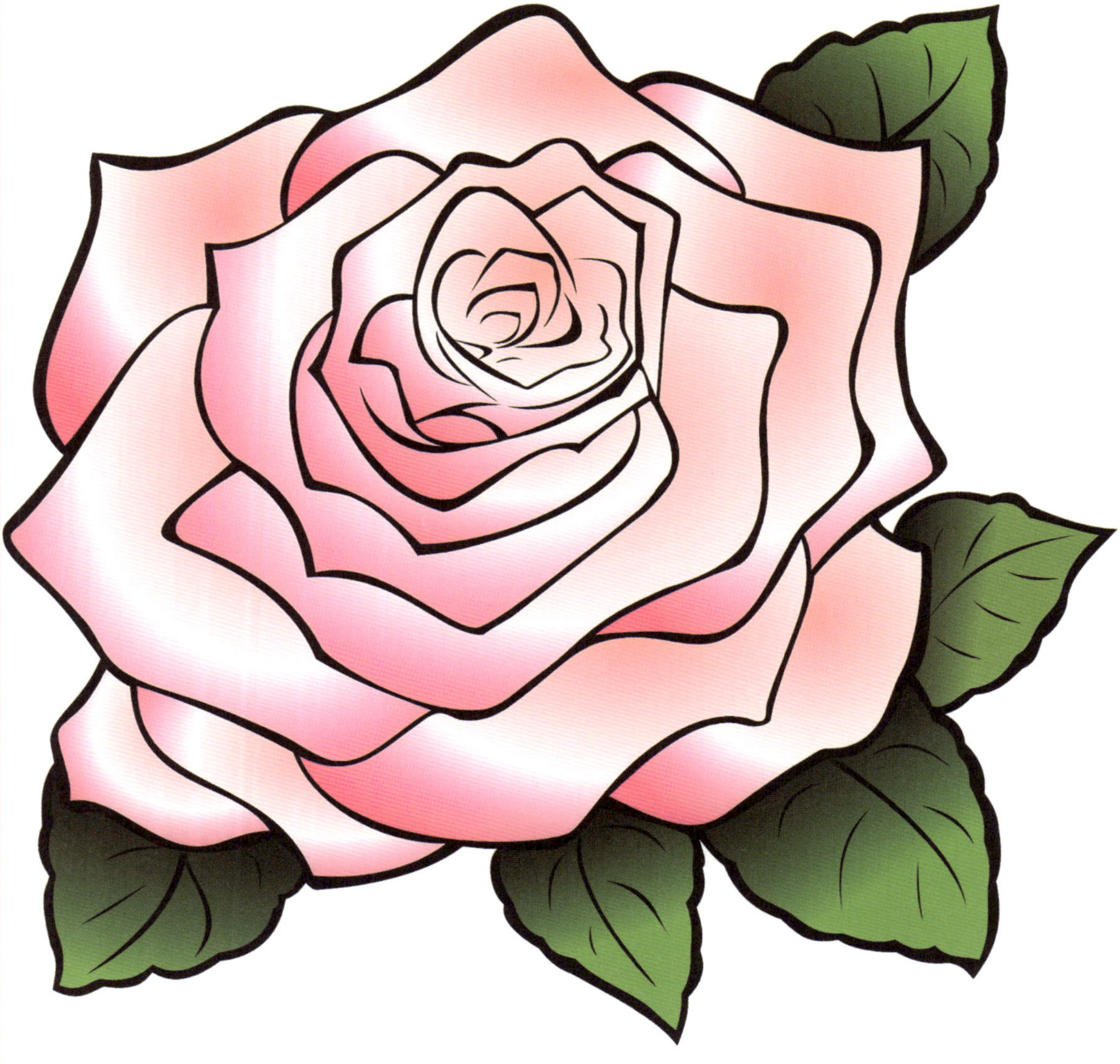

## 장미

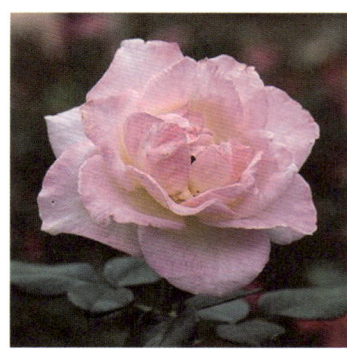

원 산 지 : 서아시아
개화 시기 : 5~6월
참고 사항 : 지금까지 약 2만5천 종이 개발되었으나 현존하는 것은 6~7천 종이며, 해마다 200종 이상의 새 품종이 개발되고 있다.

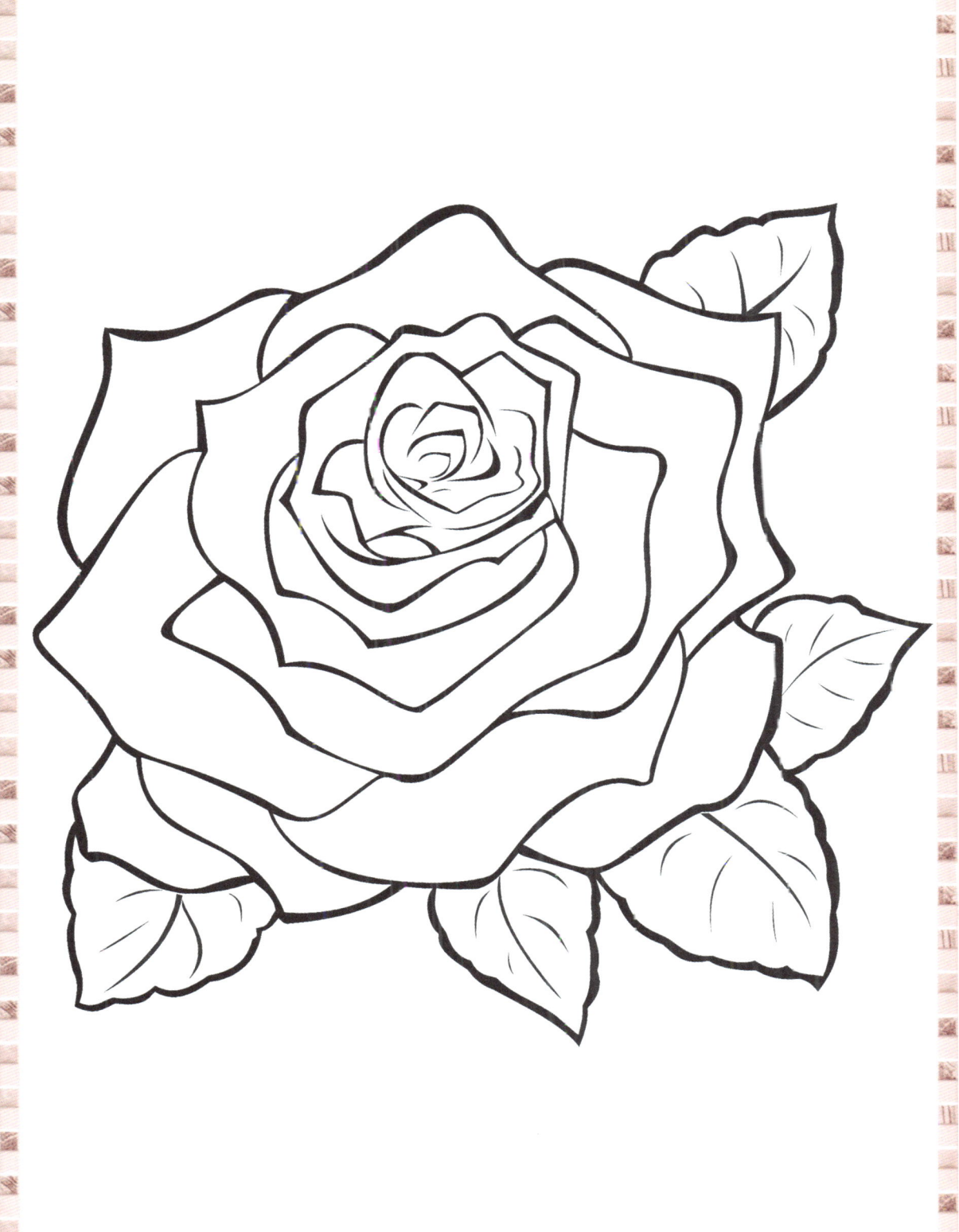

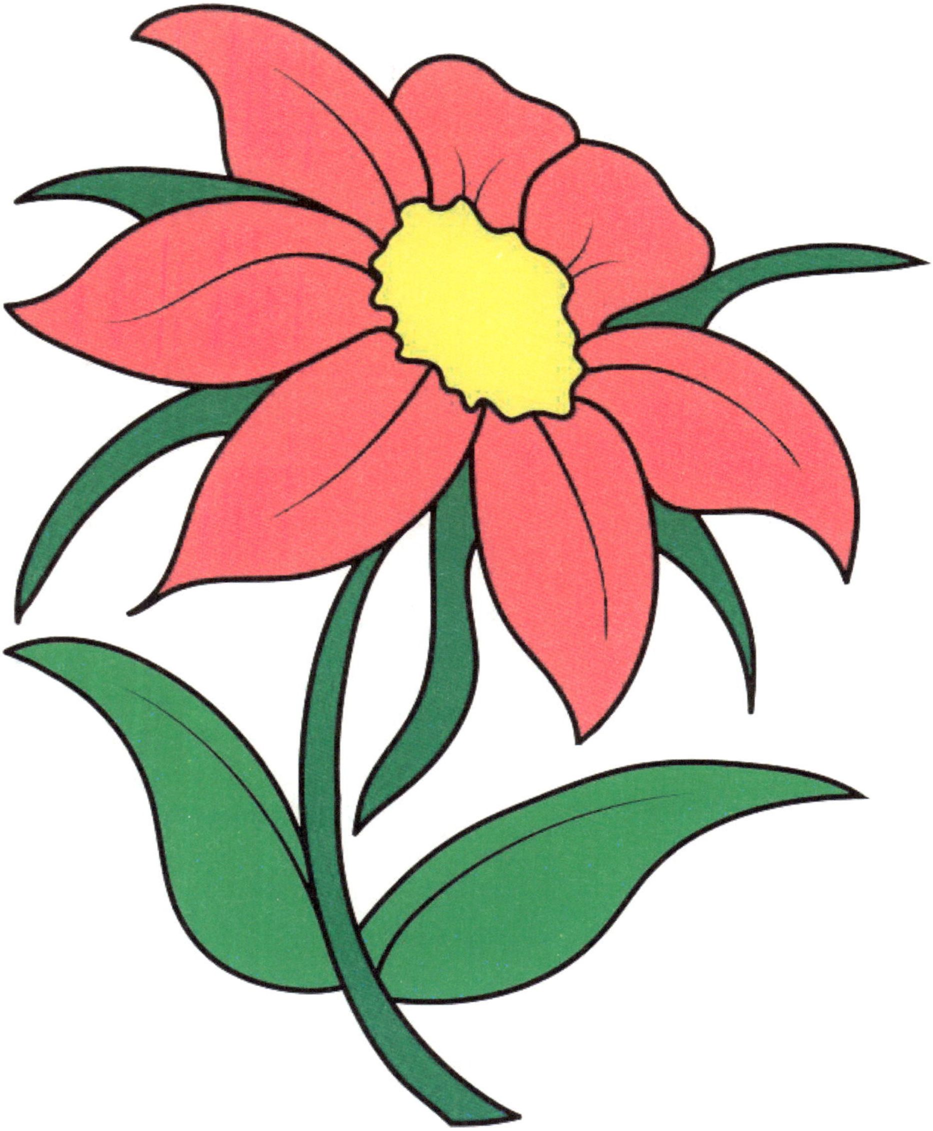

## 클레마티스

원 산 지 : 전 세계의 온대 지방
개화 시기 : 봄, 여름
참고 사항 : 전 세계에 약 150~200종이 있을 만큼
종류도 다양하고, 꽃 색깔도 보라색, 분홍색, 빨강색,
흰색 등 다양하다. 원예용으로 개량된 것은 꽃도 크고
색채도 풍부해서 많은 사랑을 받고 있다.

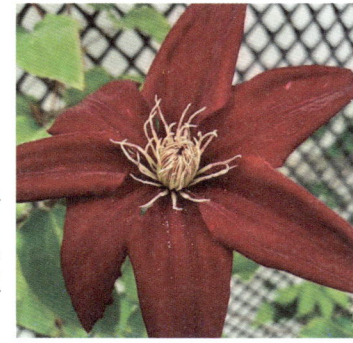

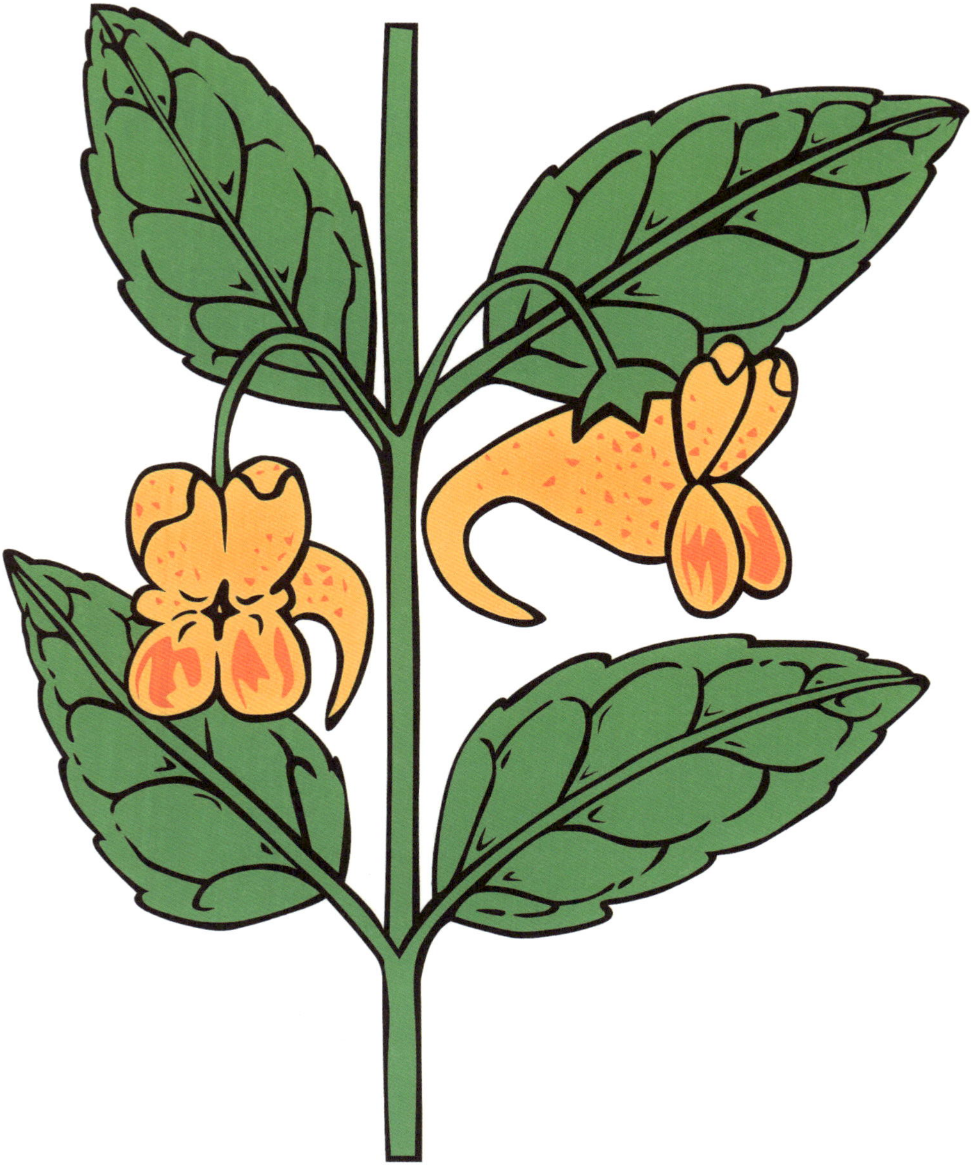

### 봉선화

원 산 지 : 인도, 동남아시아
개화 시기 : 6~8월
참고 사항 : 봉숭아라고도 한다. 옛날부터 부녀자들이 손톱을 물들이는 데 사용하는 등 우리 민족과는 매우 친숙한 꽃이다.

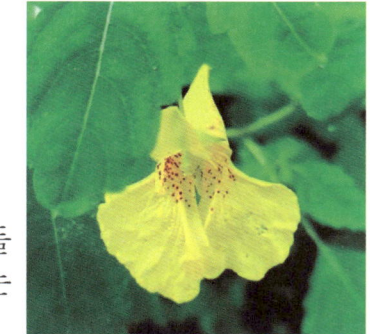

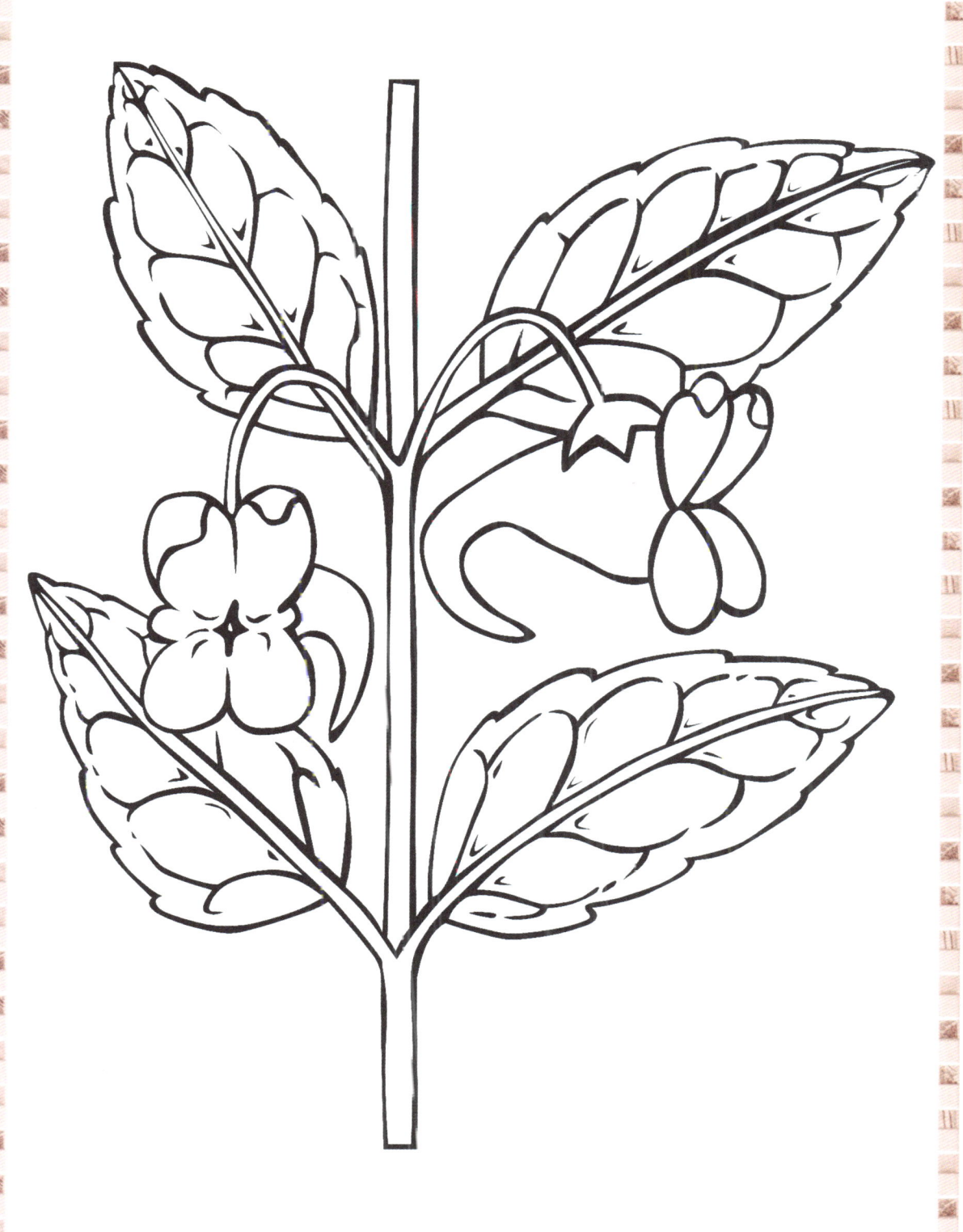

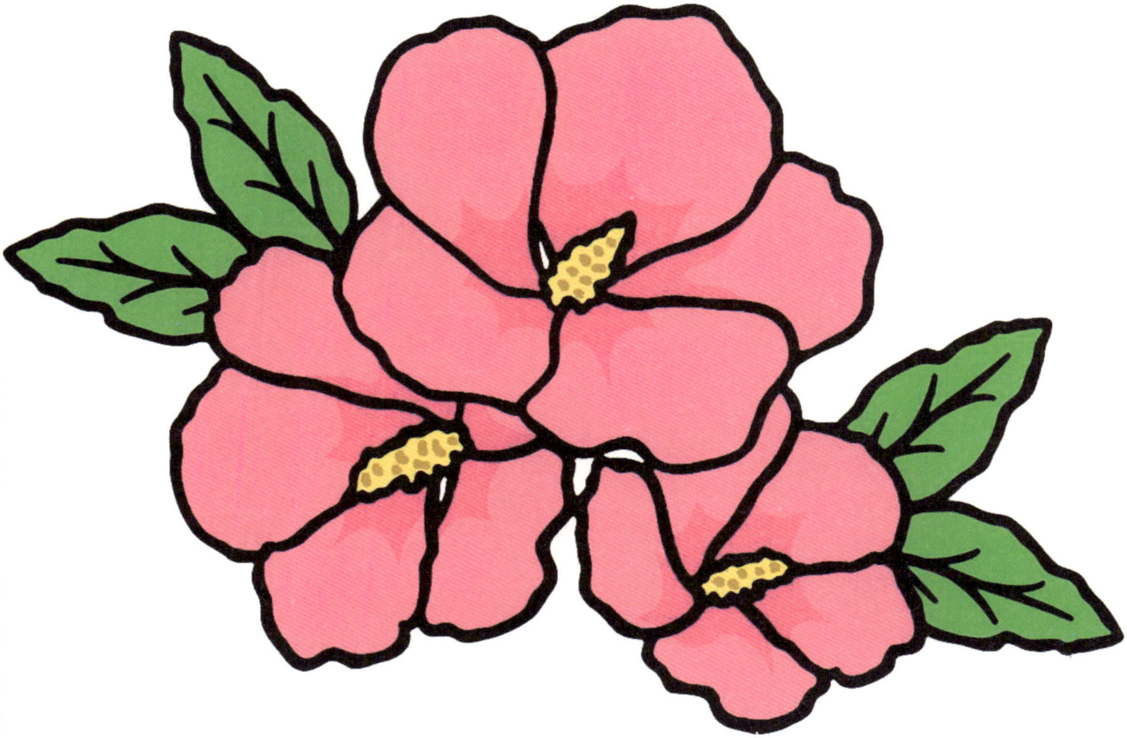

## 무궁화

원 산 지 : 인도, 중국, 한국
개화 시기 : 7~9월
참고 사항 : 애국가에도 '무궁화'가 나오지만 사실 우리나라에서 명백히 '법으로 정한 국화(國花)'는 없다. 각종 상징물에서 무궁화를 자주 사용하면서, 관습법적으로 국화라고 여기고 있을 뿐이다.

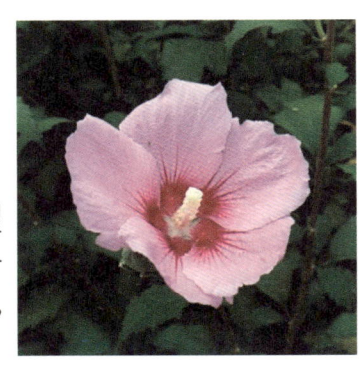

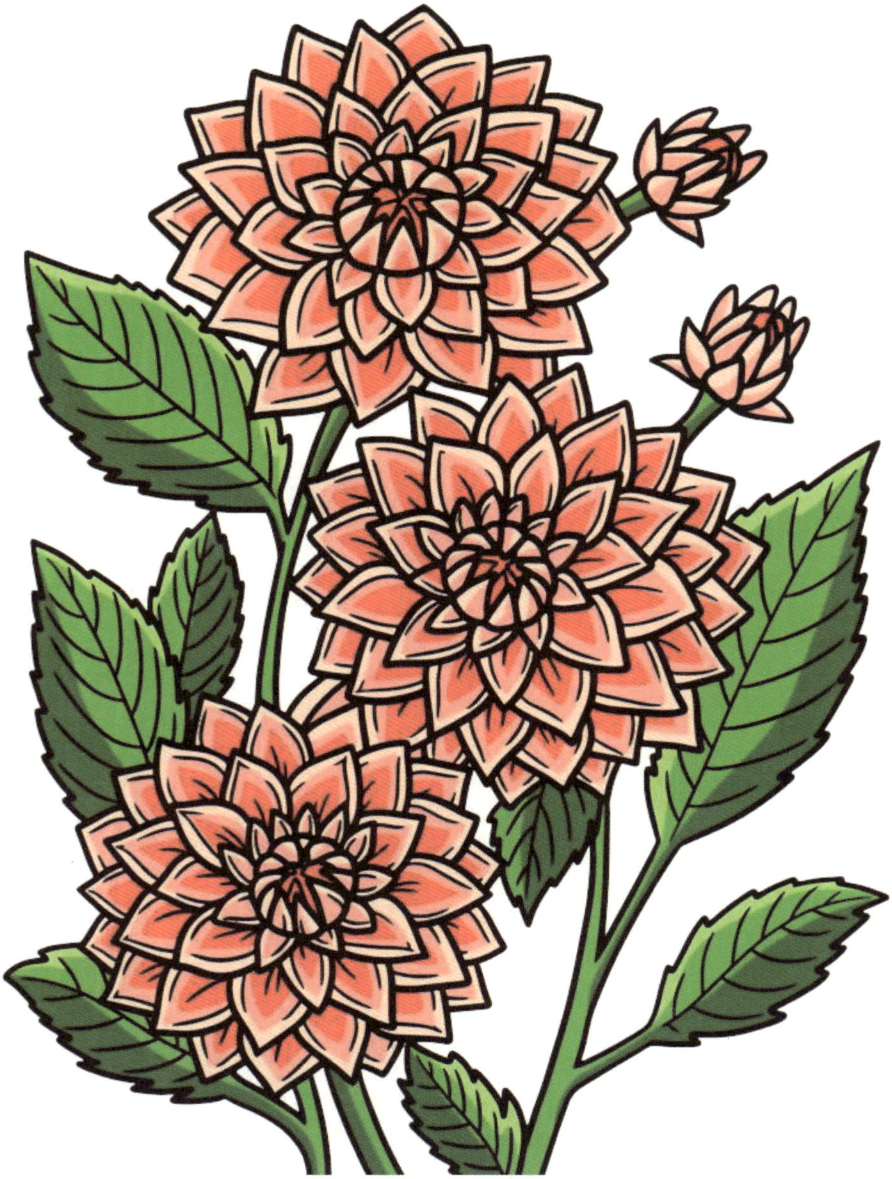

## 달리아

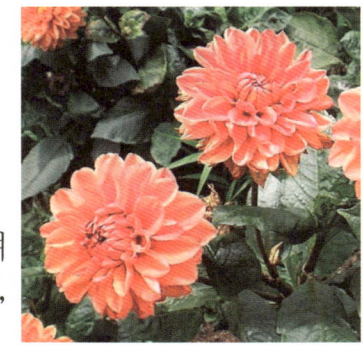

원 산 지 : 멕시코, 과테말라
개화 시기 : 7~8월
참고 사항 : 흰색, 붉은색, 분홍색, 노란색 등의 화려한 색상을 뽐낸다. 원예 품종은 300종 이상이며, 세계 각국에서 관상용으로 재배하고 있다.

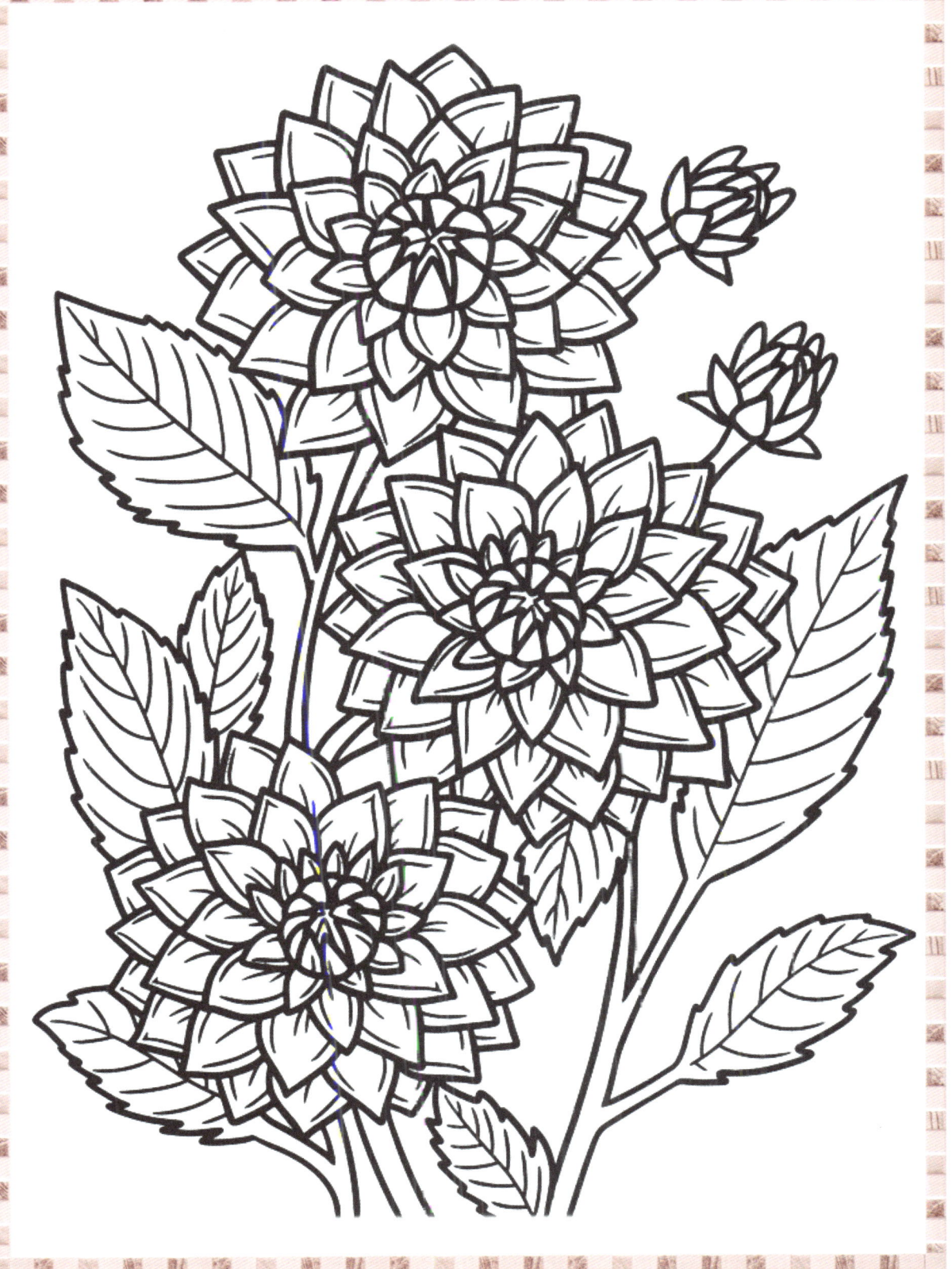

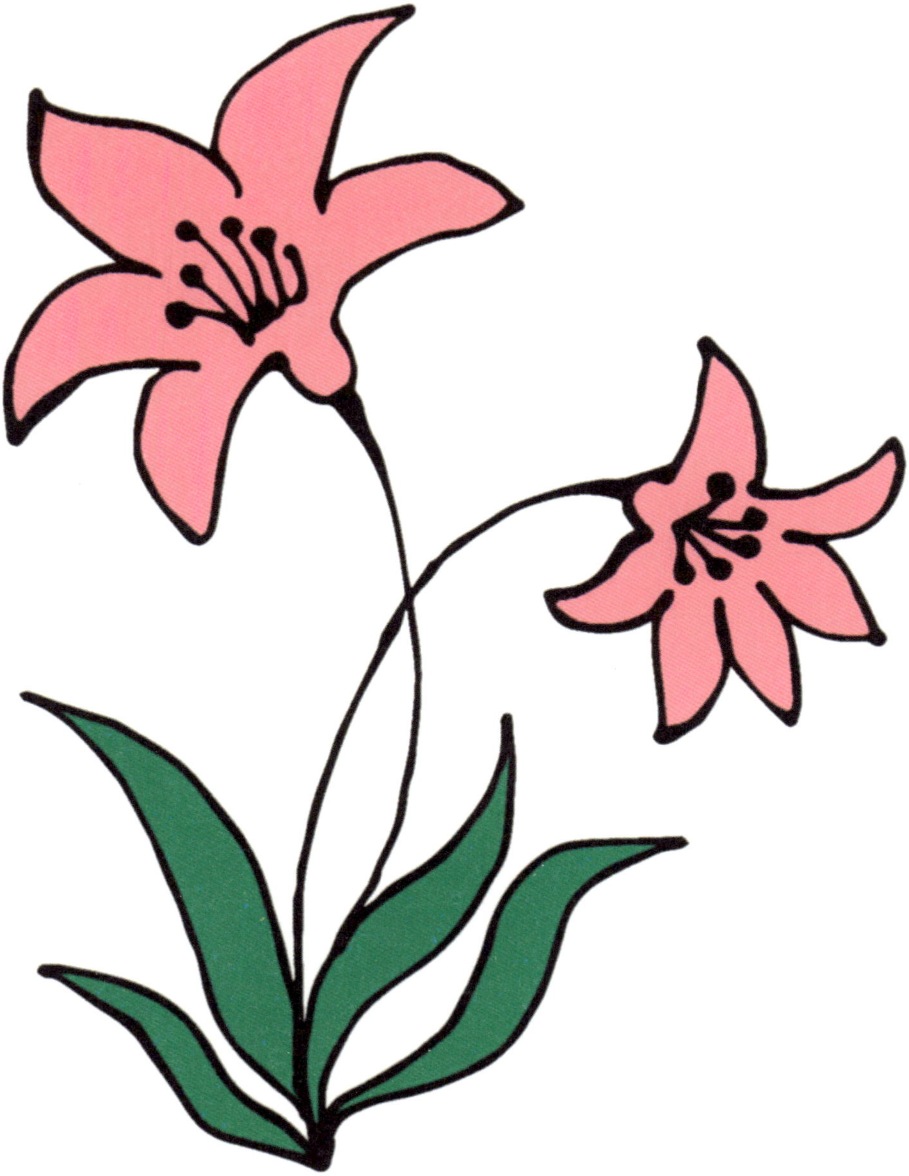

## 백합

원 산 지 : 지중해 동부
개화 시기 : 5~7월
참고 사항 : 세계적으로 100여 종이 있다. 우리나라에서는 나팔백합계, 산(山)백합계, 하늘나리계, 섬말나리계로 분류하기도 한다.

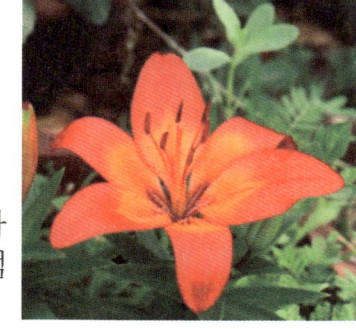

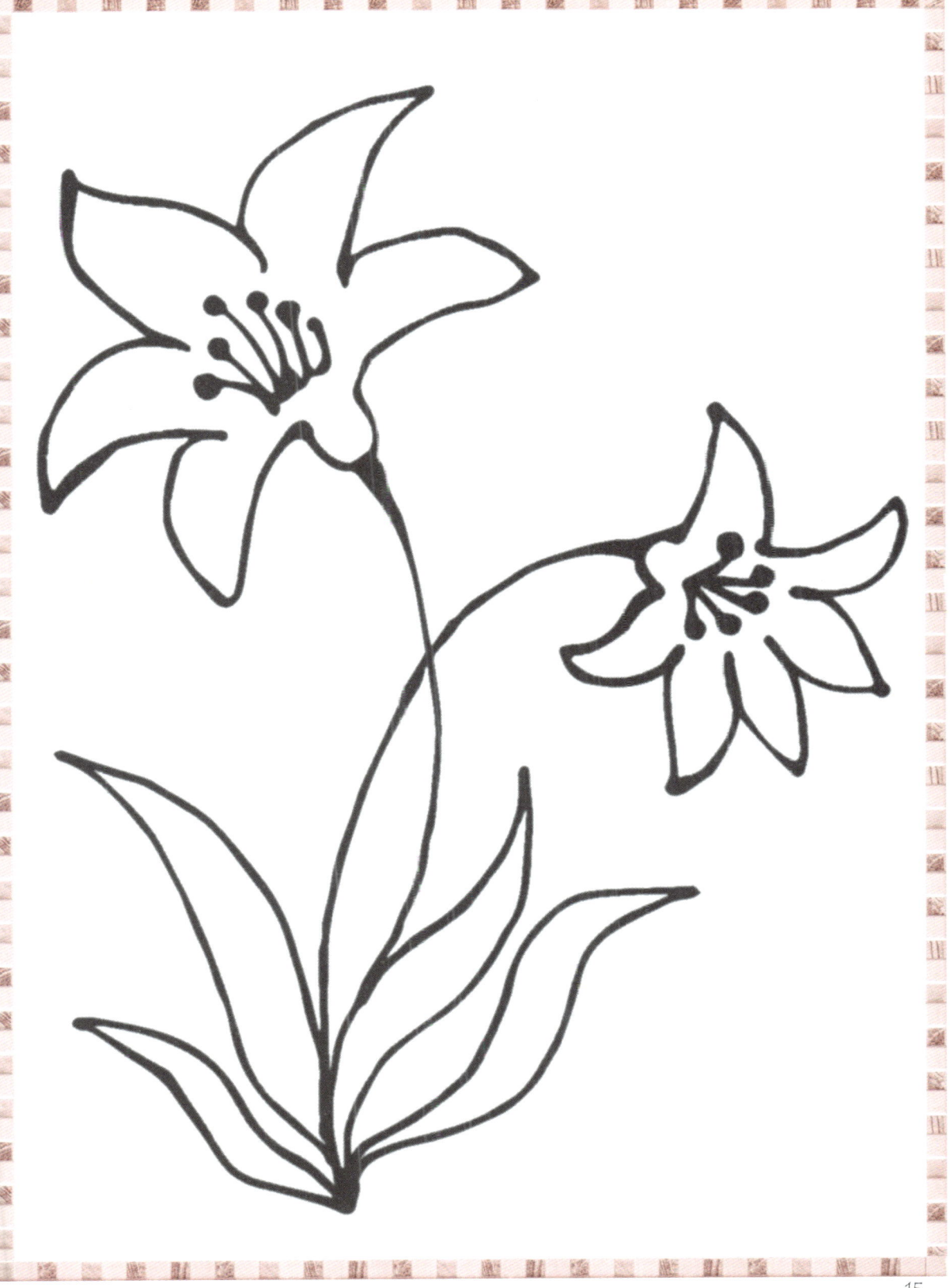

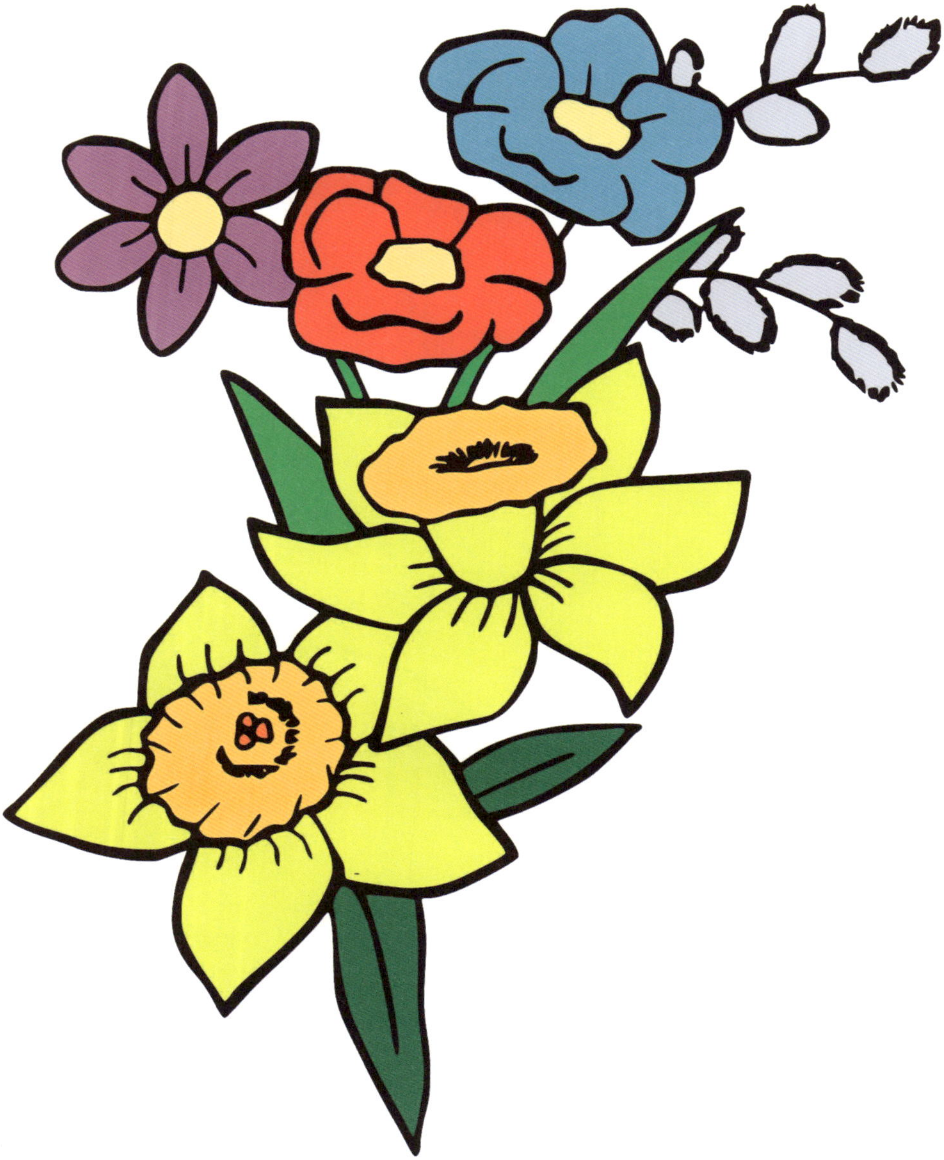

### 노랑수선화

원 산 지 : 남유럽
개화 시기 : 3월 하순~4월
참고 사항 : 그리스 신화에서 수선화는 연못에 비친 자기 얼굴에 반해 물속에 빠져 죽은 나르키소스(Narcissus)가 있던 자리에서 피어난 꽃이다. 수선화의 꽃말도 자기애(自己愛), 자존심, 고결, 신비이다.

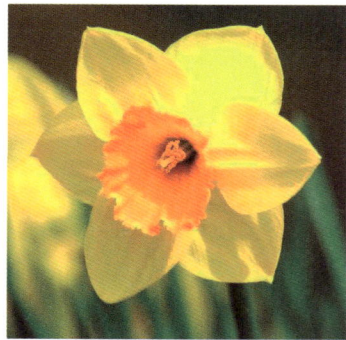

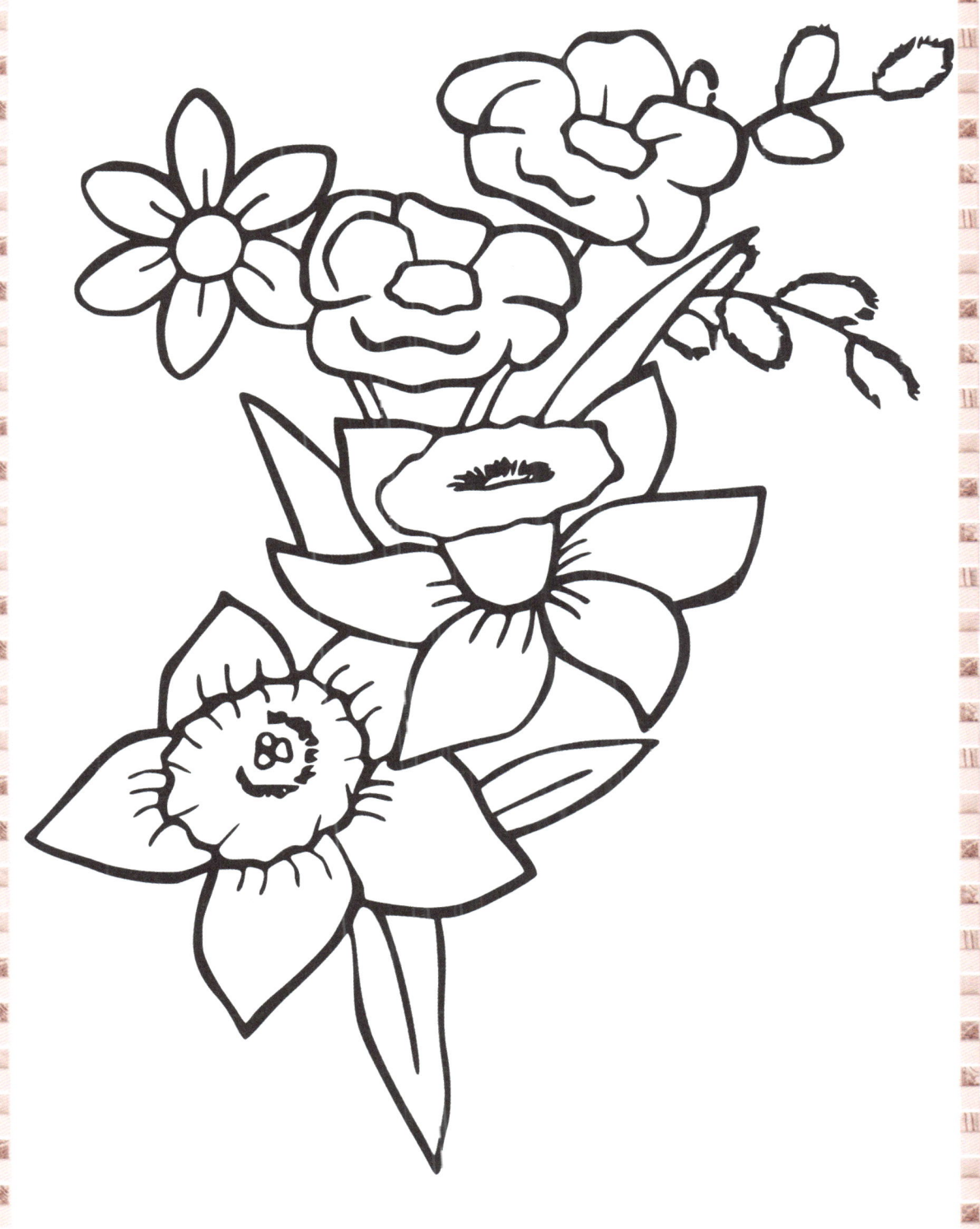

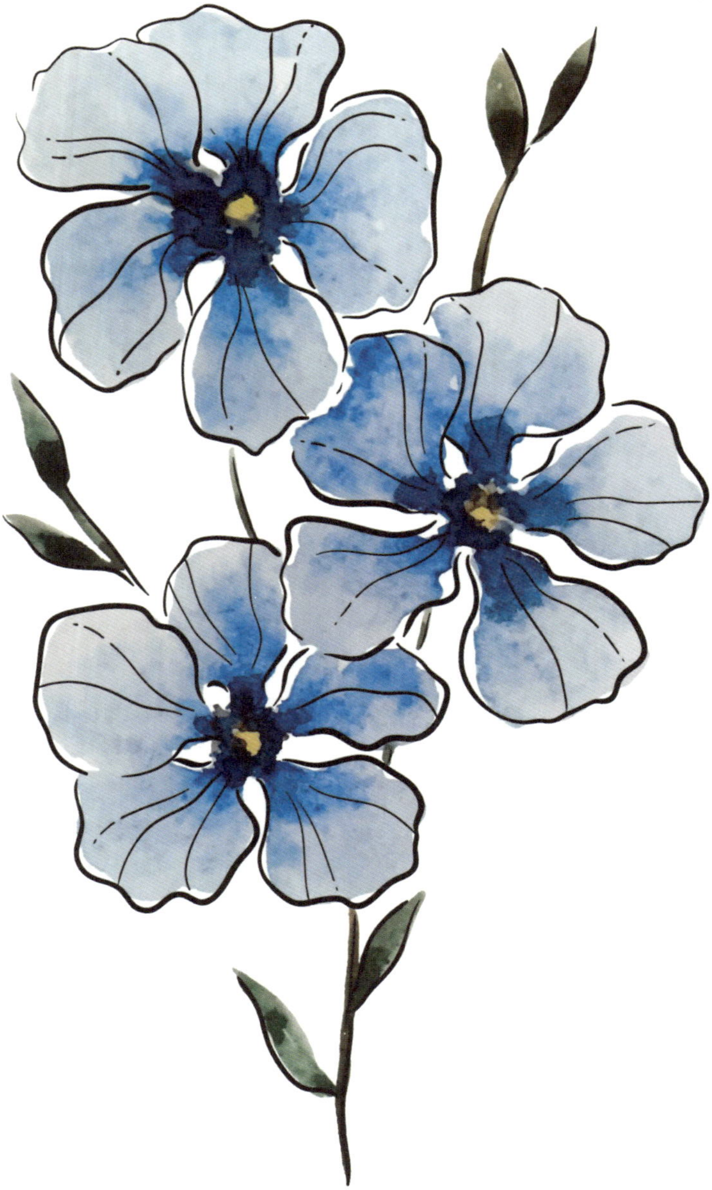

## 덴드로비움

원 산 지 : 뉴질랜드, 일본, 한국, 동남아시아
개화 시기 : 봄, 겨울
참고 사항 : 열대아시아를 중심으로 뉴기니아, 일본, 우리나라에 걸쳐 약 1,000~1,400종이 분포되어 있을 만큼 종류가 다양한 난초과 식물이다.

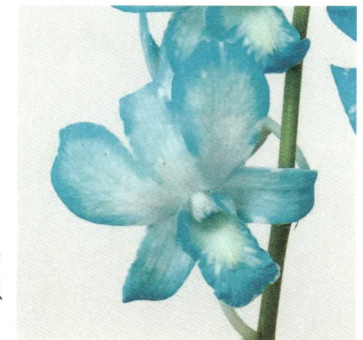

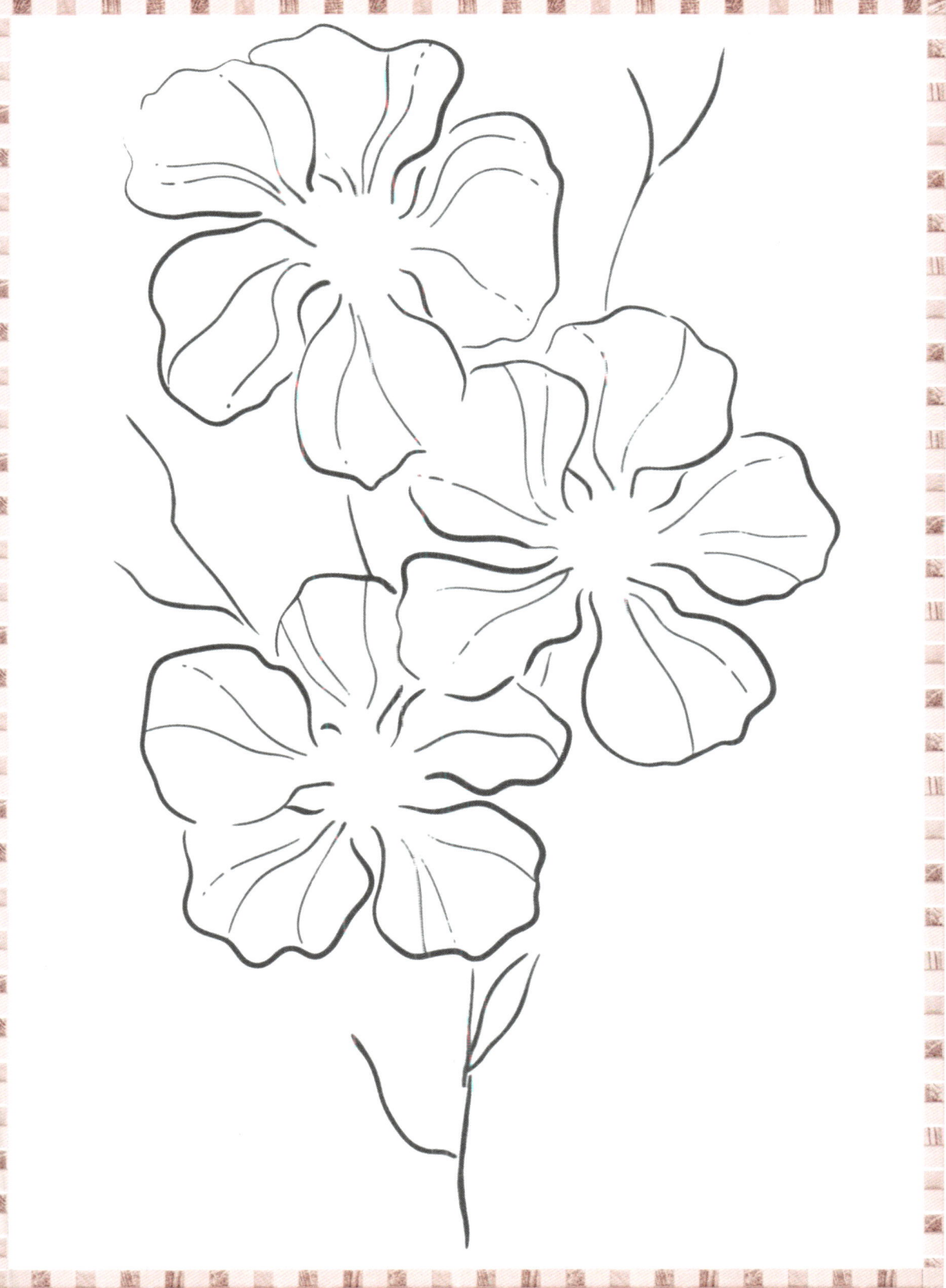

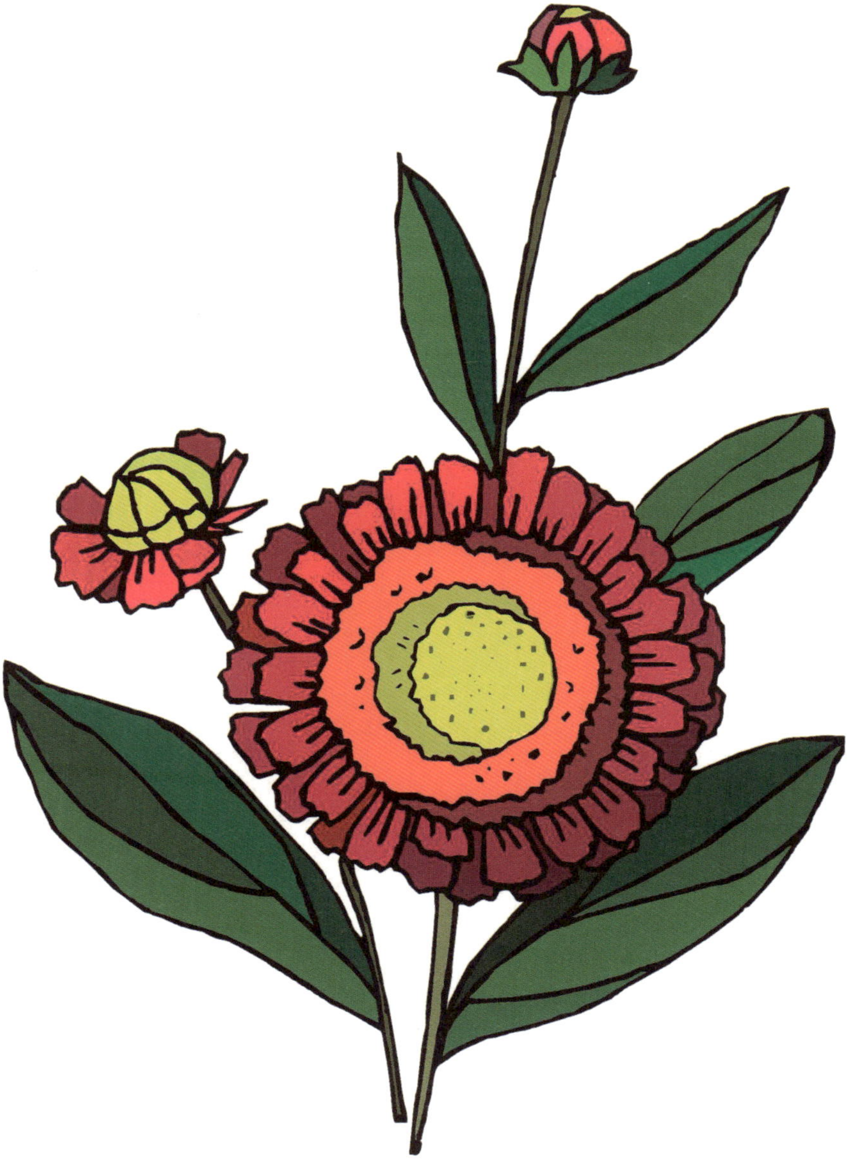

## 백일홍

원 산 지 : 멕시코
개화 시기 : 6~10월
참고 사항 : 100일 동안 붉게 핀다고 해서 백일홍(百日紅)이라고 한다. 원래 잡초에 가까운 들꽃이었지만 개량을 통해 현재의 모습이 되었다.

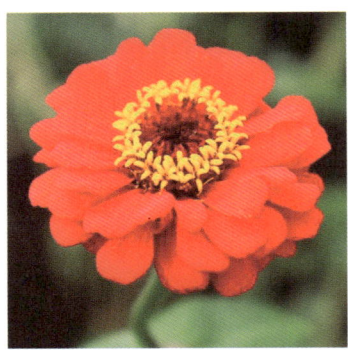

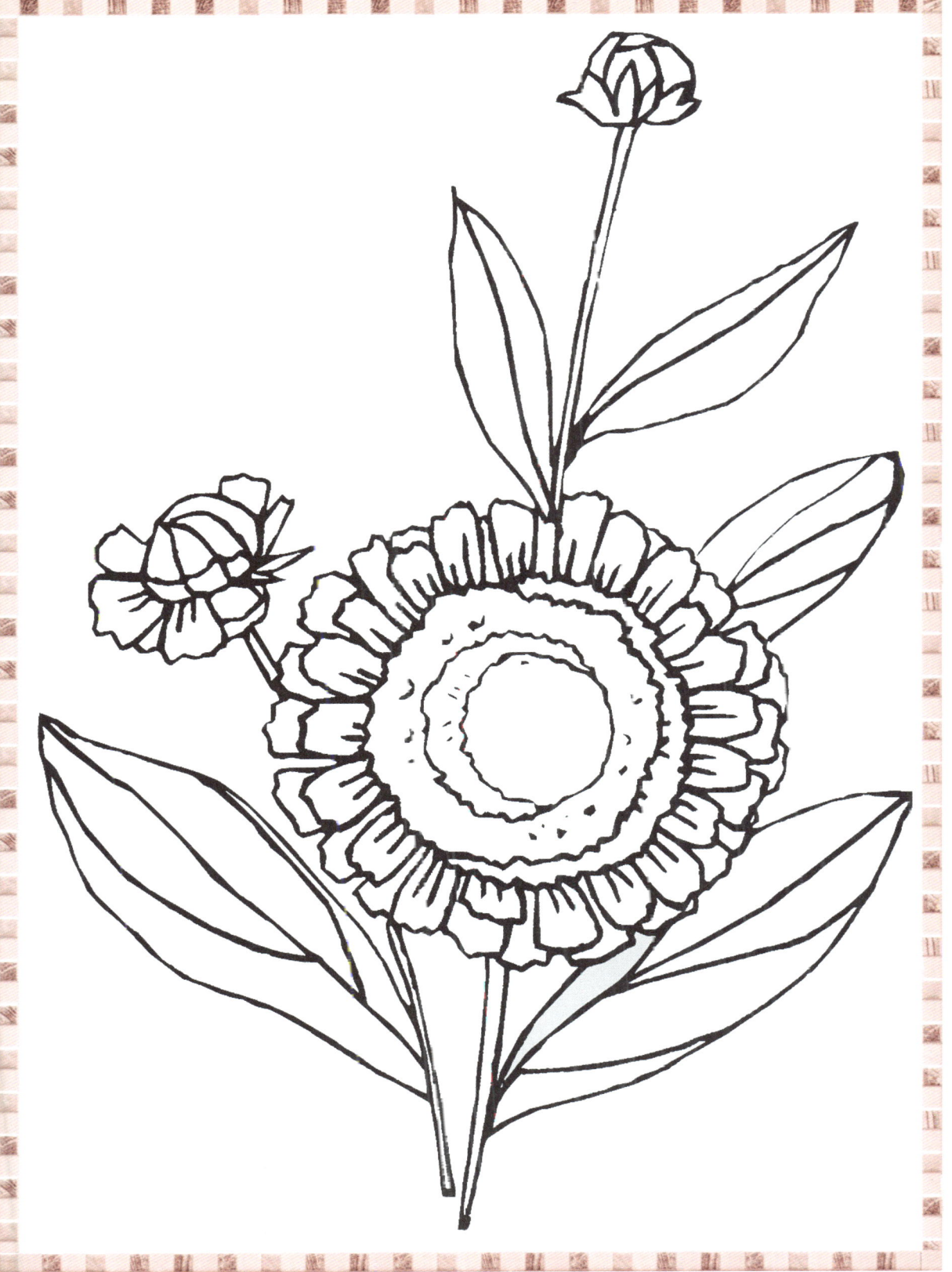

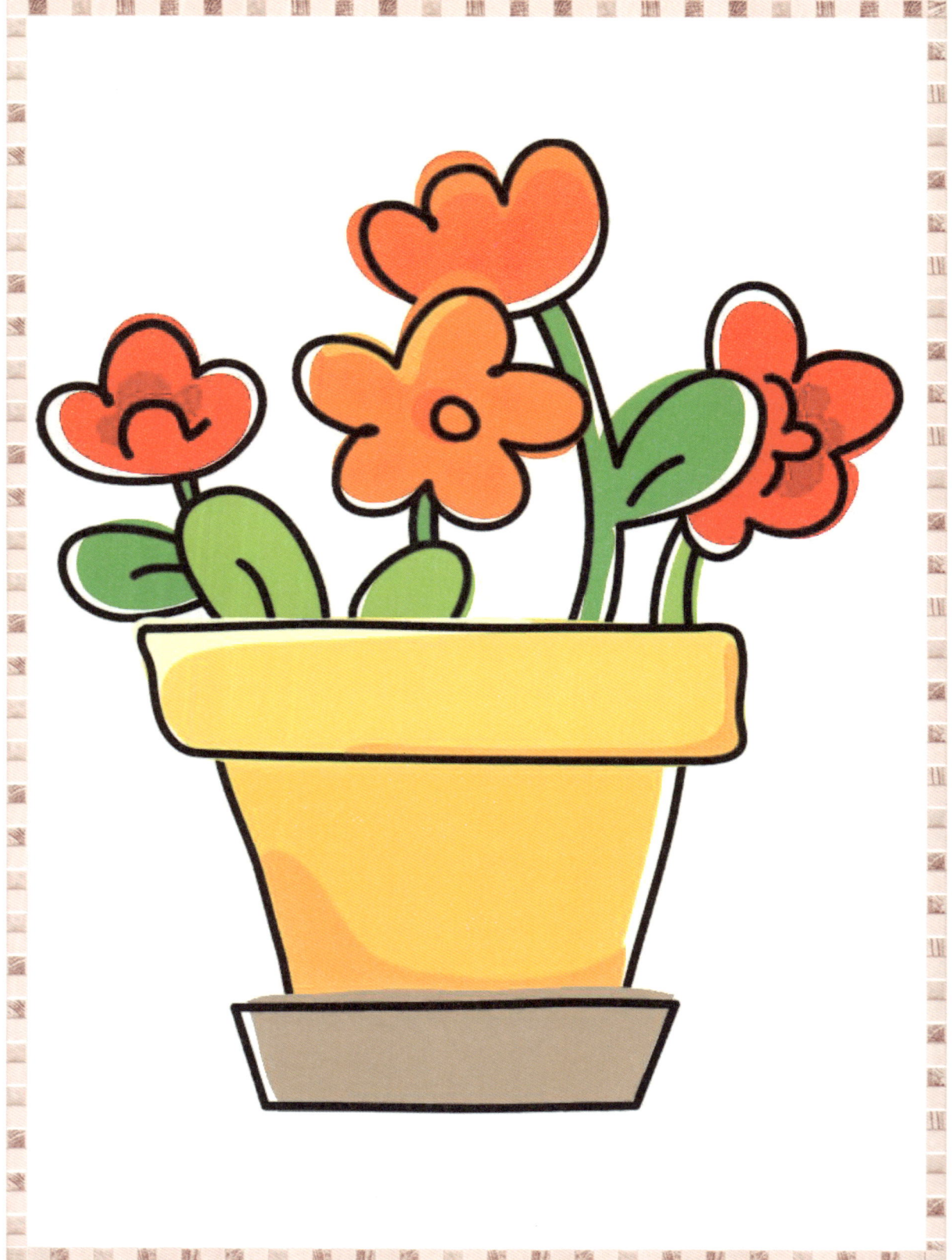

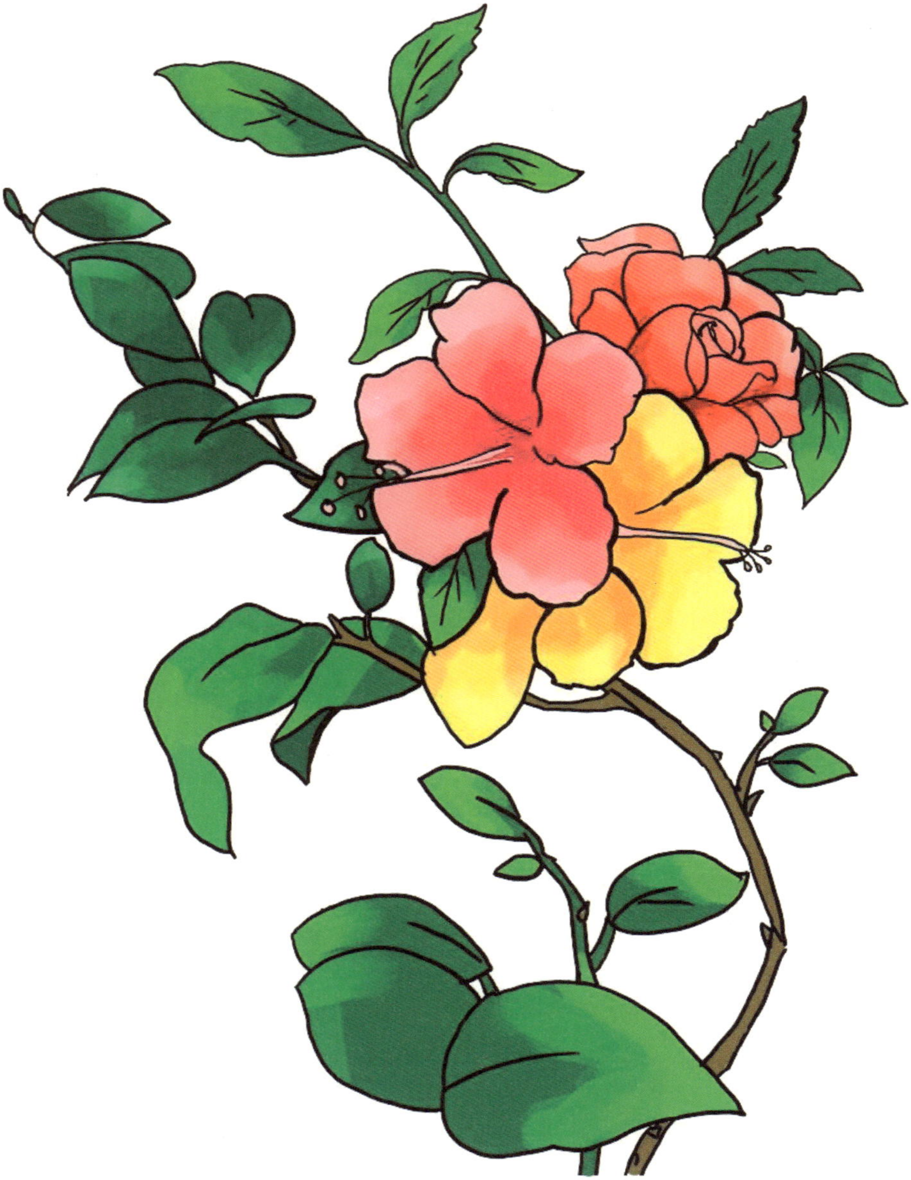

### 히비스커스 (뒤쪽의 꽃은 장미)

원 산 지 : 동인도, 중국
개화 시기 : 여름~가을(적당한 온도가 유지되면 연중)
참고 사항 : 미국 하와이주의 주화(州花)이며, 3천 종 이상이 개발되었다. 꽃 색깔은 백색·홍색·자홍색·적색·황색 등 다양하다.

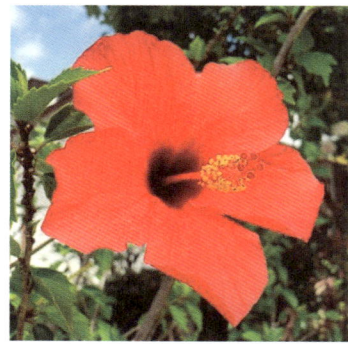

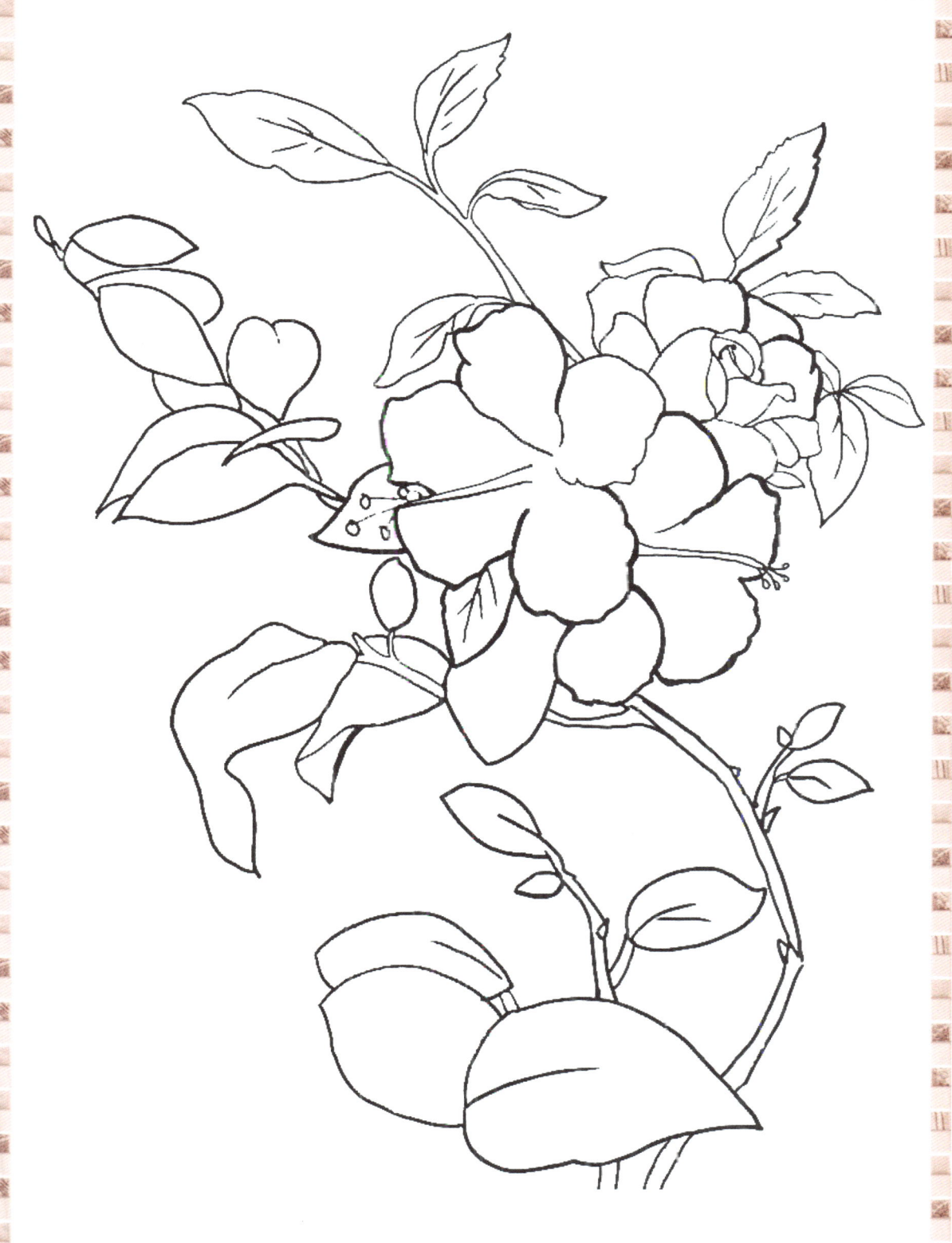

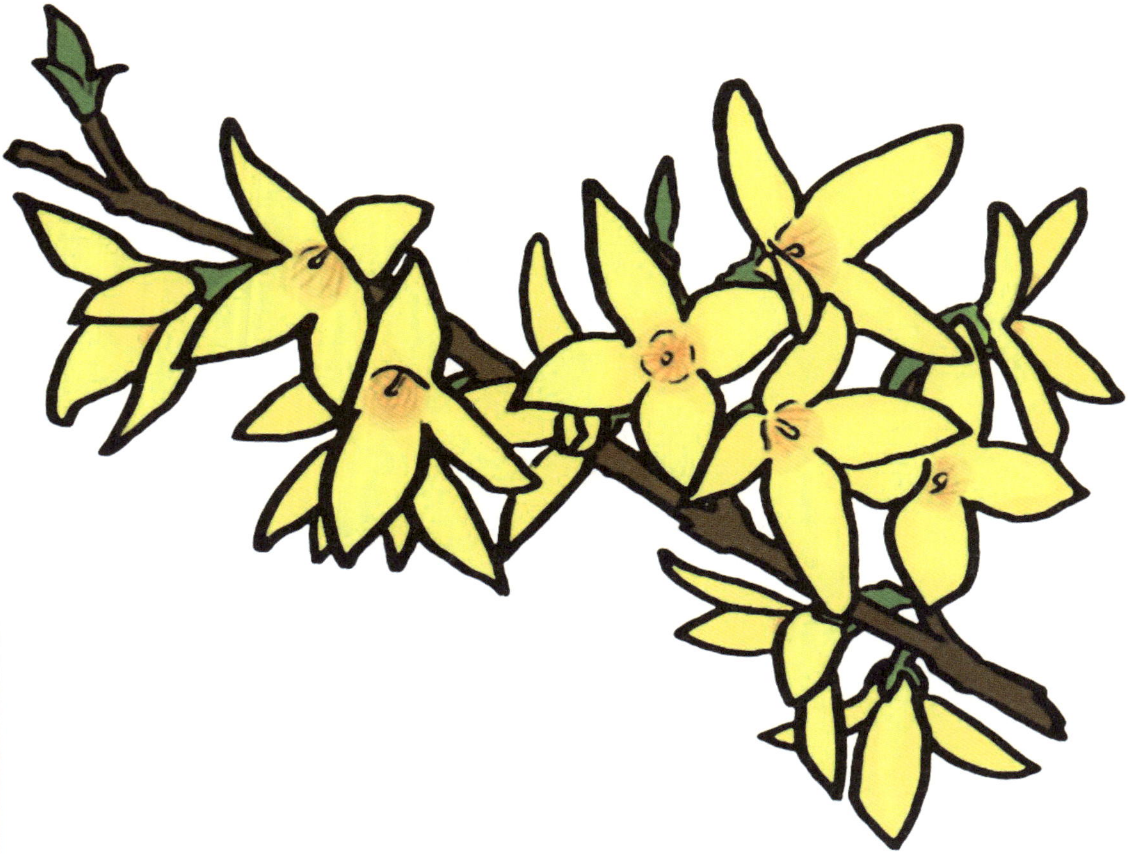

## 개나리

**원 산 지** : 한국
**개화 시기** : 4월
**참고 사항** : 눈에 번쩍 띄는 샛노란 빛으로 따뜻한 봄소식을 제일 먼저 알려주는 친숙한 꽃이다. 개나리의 꽃말 '희망'도 꽃과 잘 어울린다.

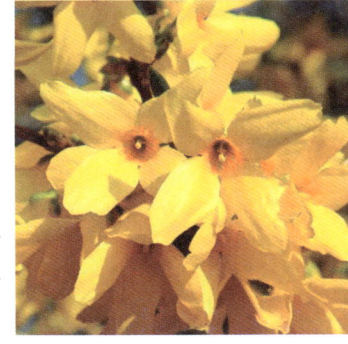

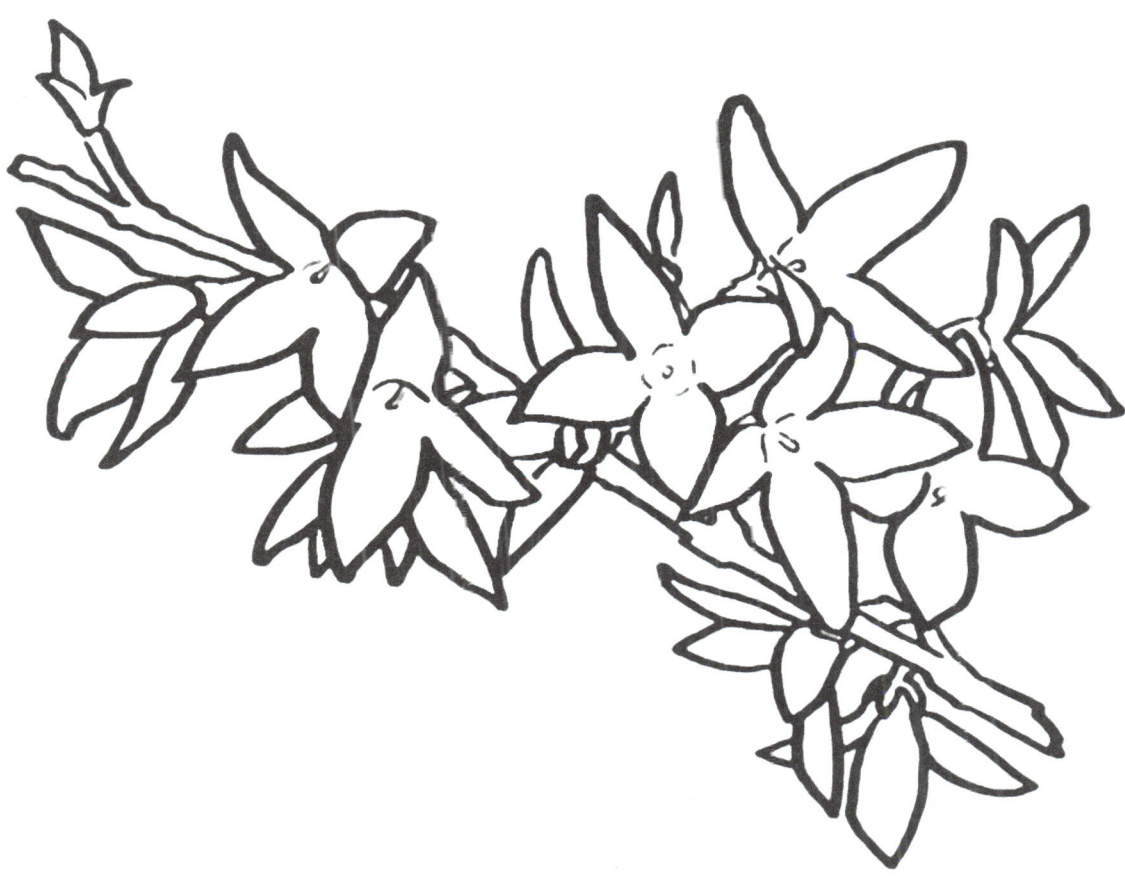

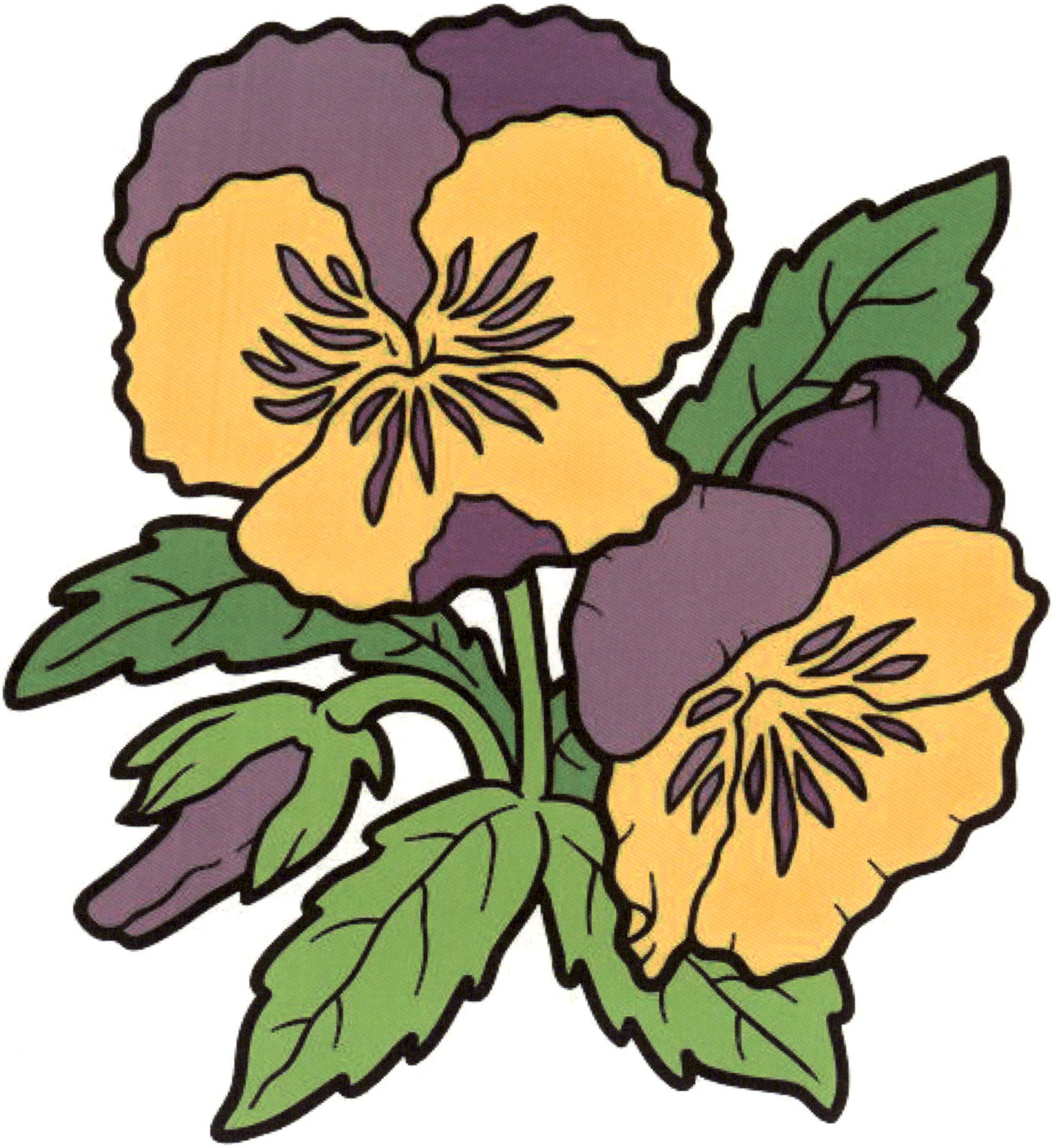

## 팬지

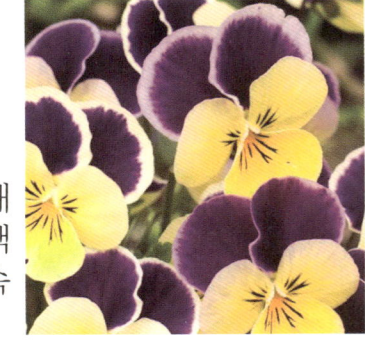

원 산 지 : 유럽
개화 시기 : 4~5월
참고 사항 : 삼색제비꽃이라고도 한다. 한 개의 꽃대 끝에 한 송이의 꽃이 피는데, 흰색 · 노란색 · 자주색과 여러 형태의 혼합색이 있고, 새로운 품종이 계속 나옴에 따라 색깔은 더욱 다채로워지고 있다.

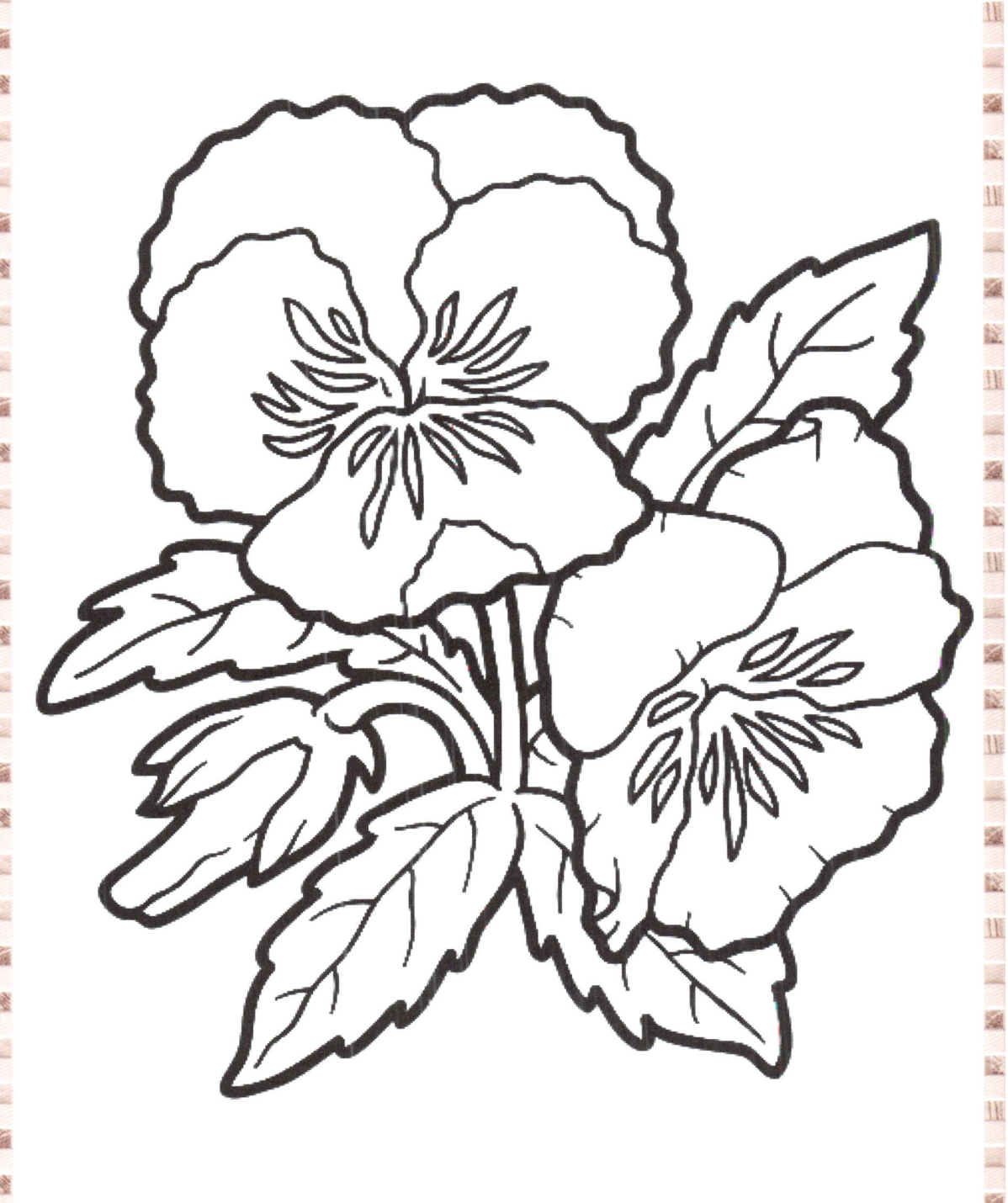

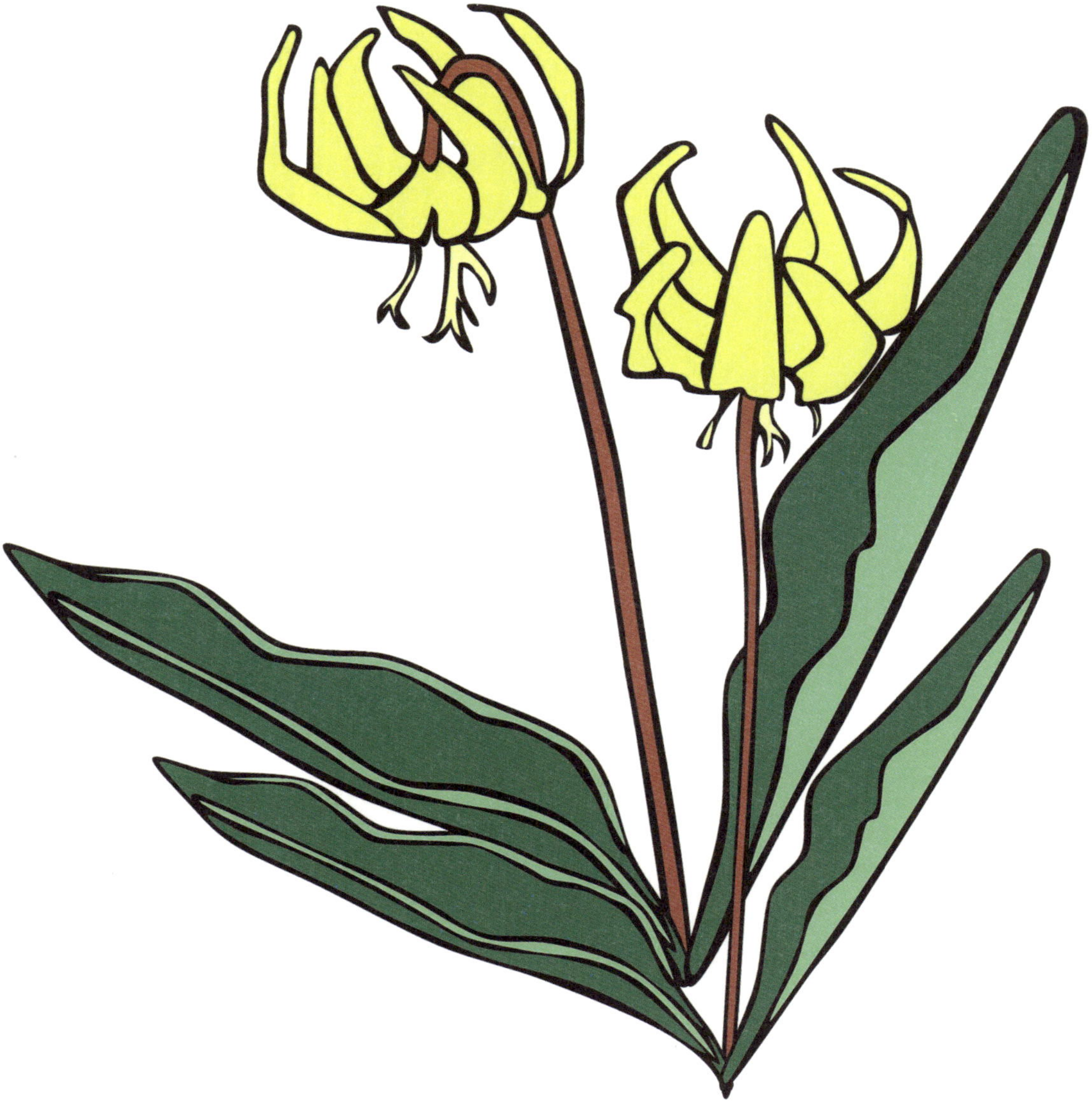

## 글로리오사

원 산 지 : 중앙아프리카, 동아프리카, 열대아시아
개화 시기 : 7~8월
참고 사항 : 백합과에 속하는 덩이줄기 식물로 여러해살이풀이다. 잎은 백합과 비슷하나 끝이 뾰족하게 가늘어져서 덩굴손이 되어 다른 물체를 감고 올라간다.

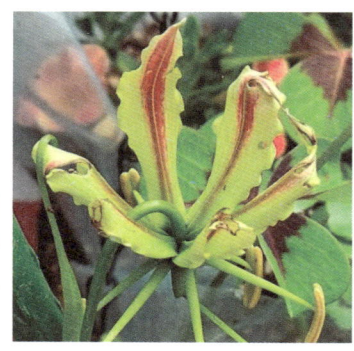

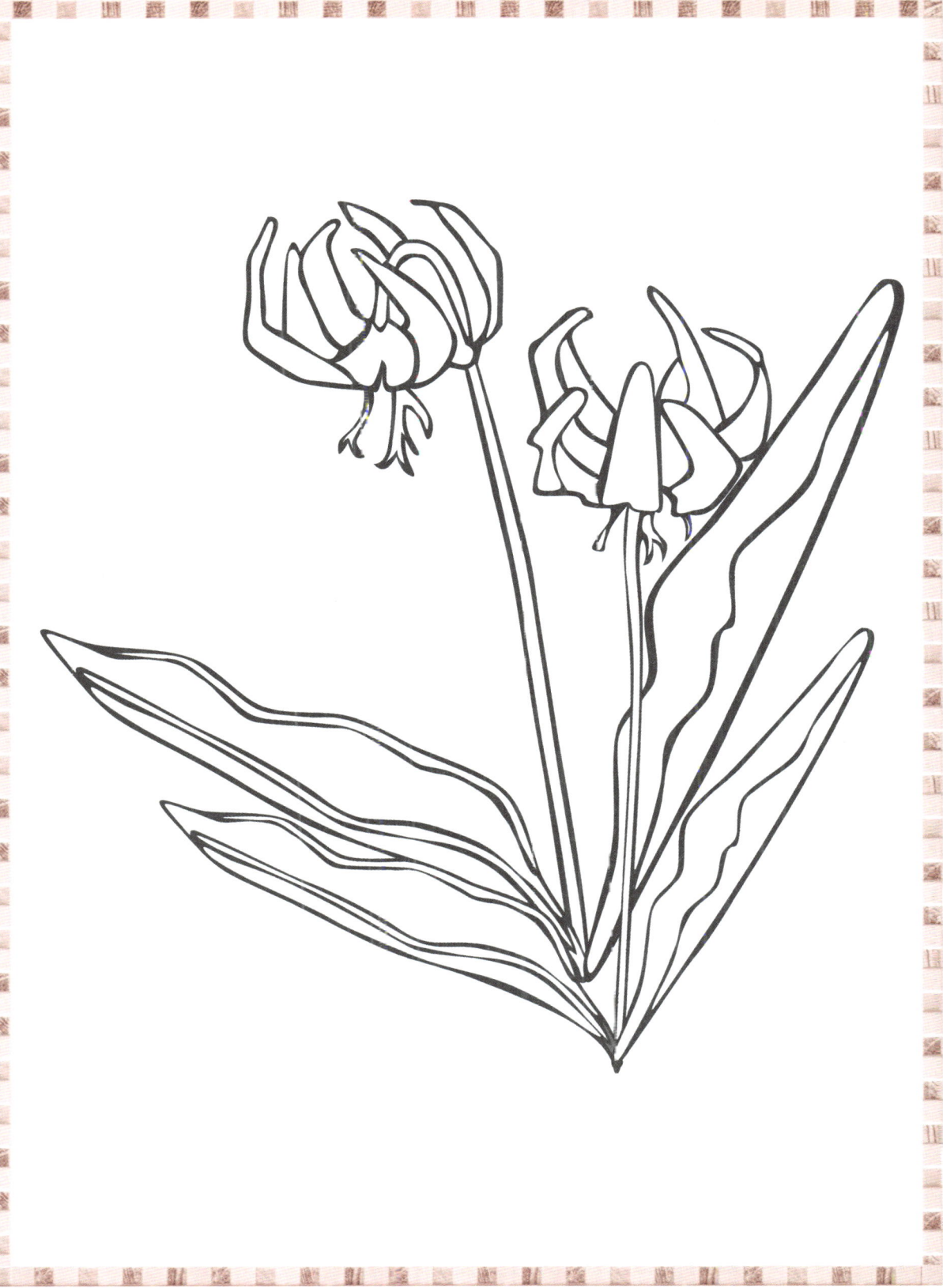

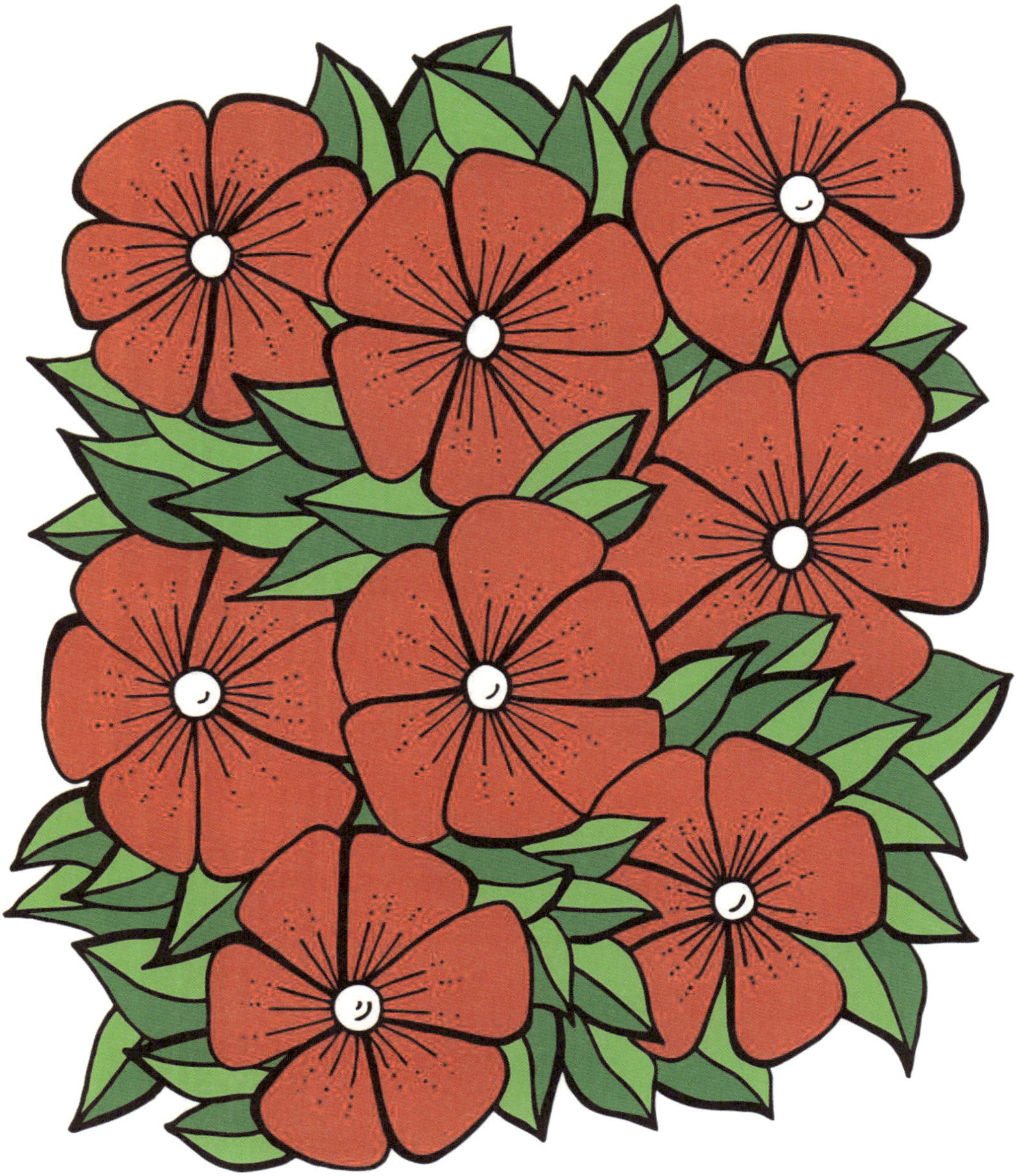

### 개장미(dog rose)

원 산 지 : 유럽, 아시아
개화 시기 : 여름
참고 사항 : 개장미는 고대부터 유럽 가정에서 차와 잼에 사용되어 왔으며, 특히 비타민 C가 풍부한 것으로 알려져 있다. 개장미 열매는 효능이 다양하여 약용으로 쓰인다.

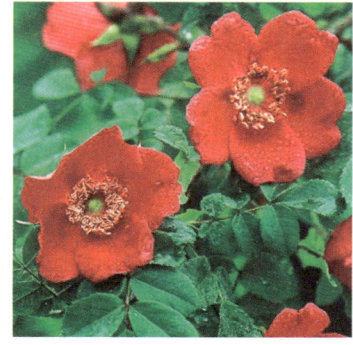

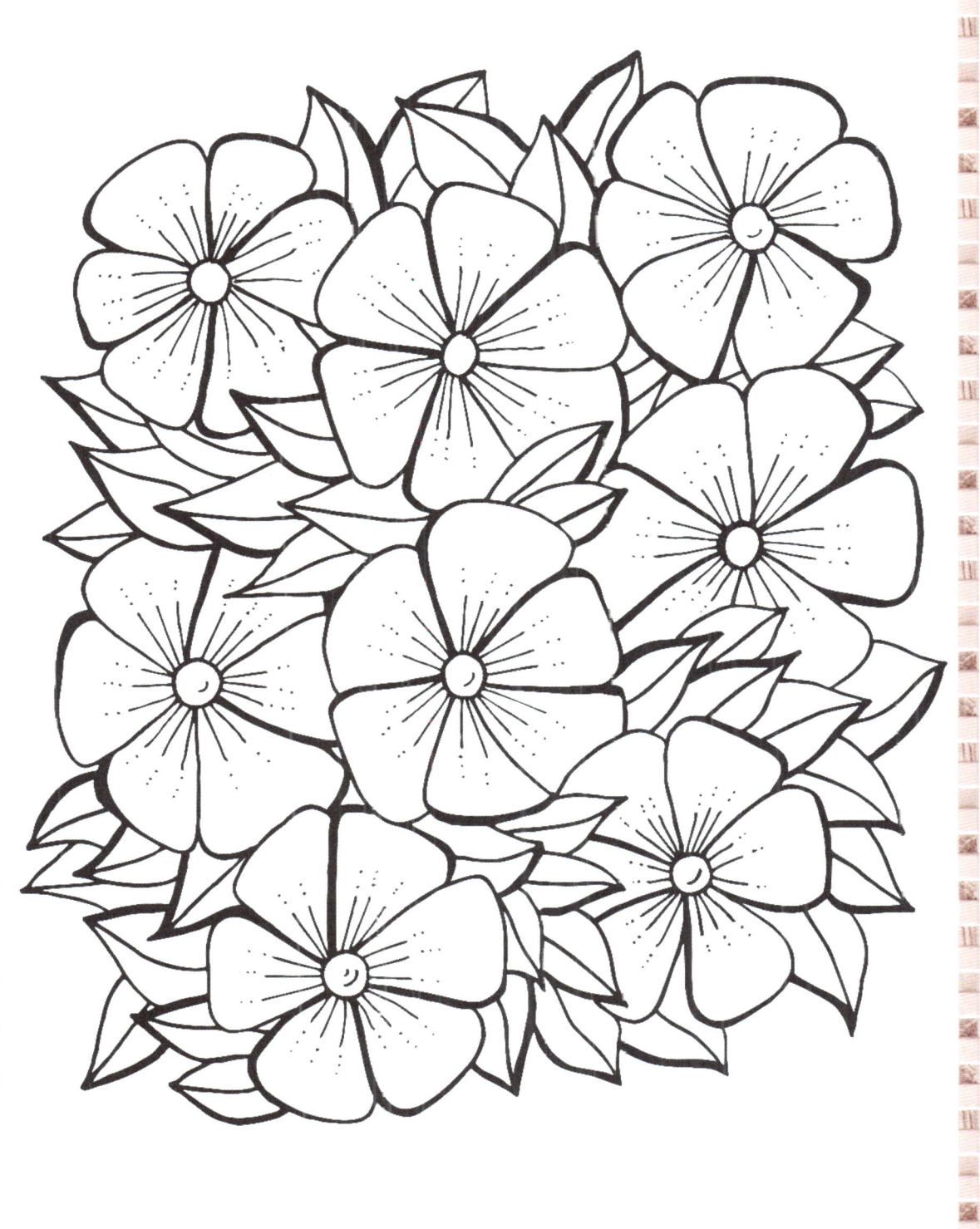

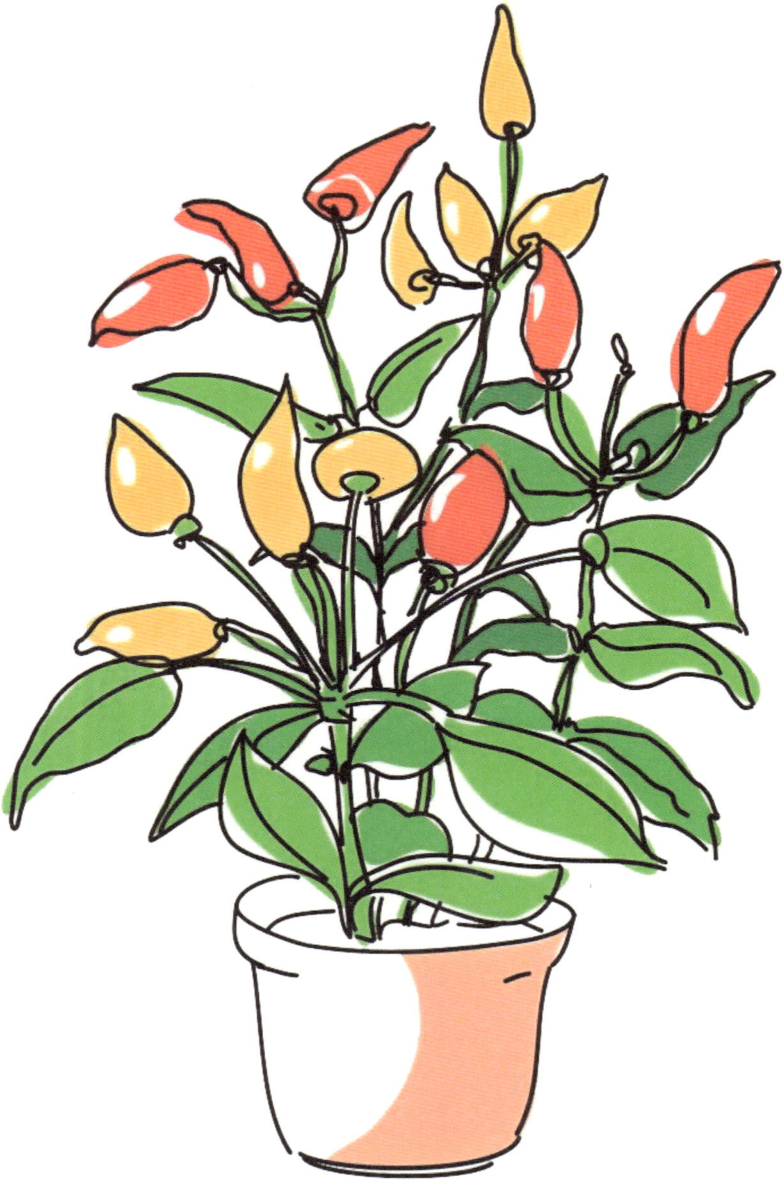

## 고추(chili pepper)

원 산 지 : 동남아시아
개화 시기 : 8~10월
참고 사항 : 여기 소개된 품종은 태국을 중심으로 동남아시아 곳곳에서 재배되는 것으로 한국에서는 흔히 태국고추(쥐똥고추) 혹은 베트남고추라고 부른다. 청양고추보다 10배가량 맵다.

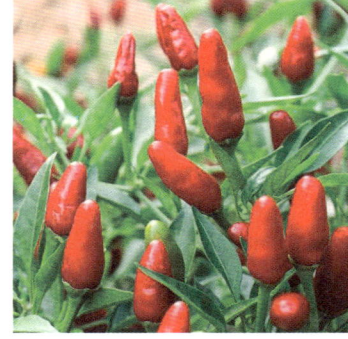

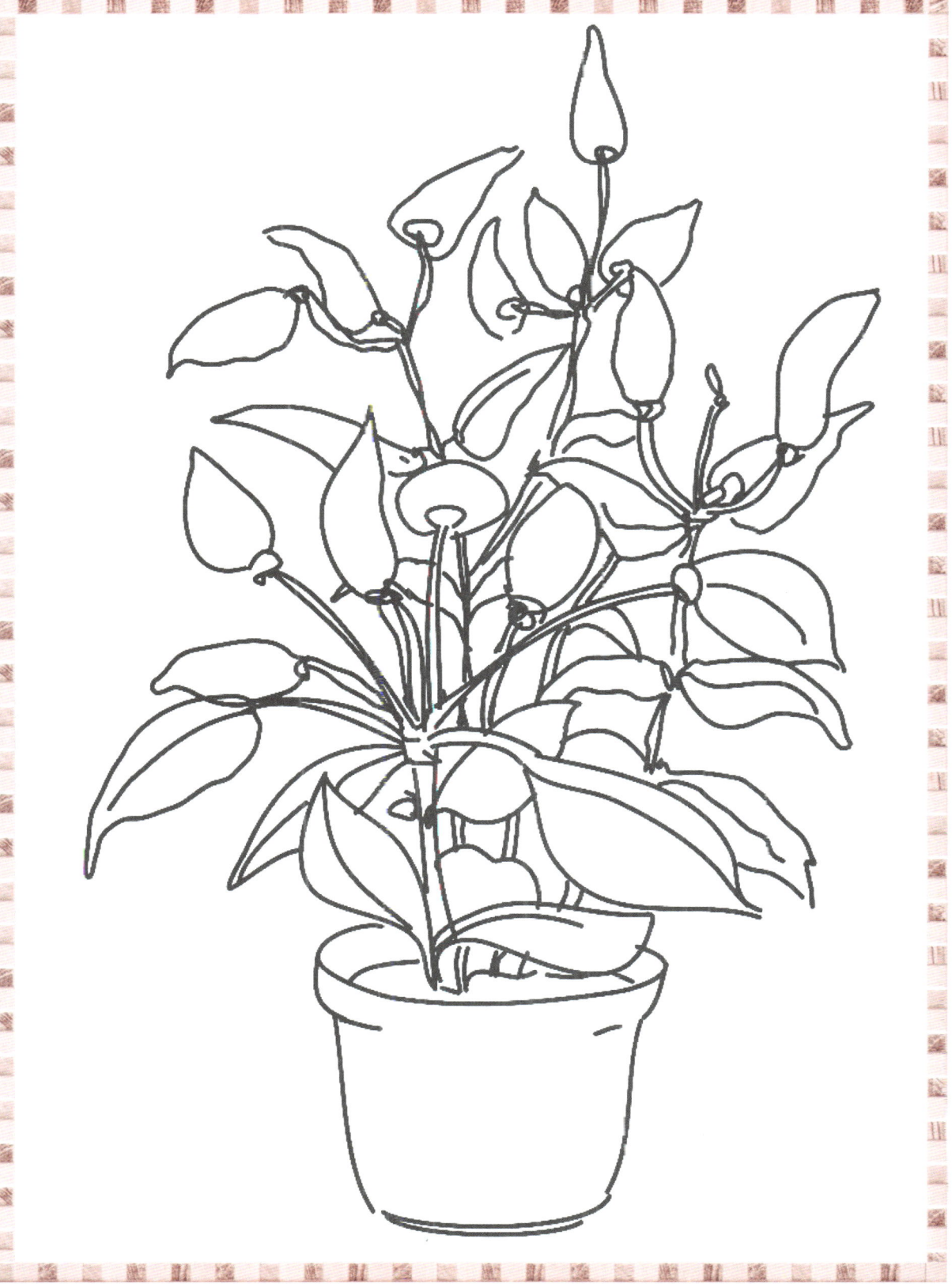

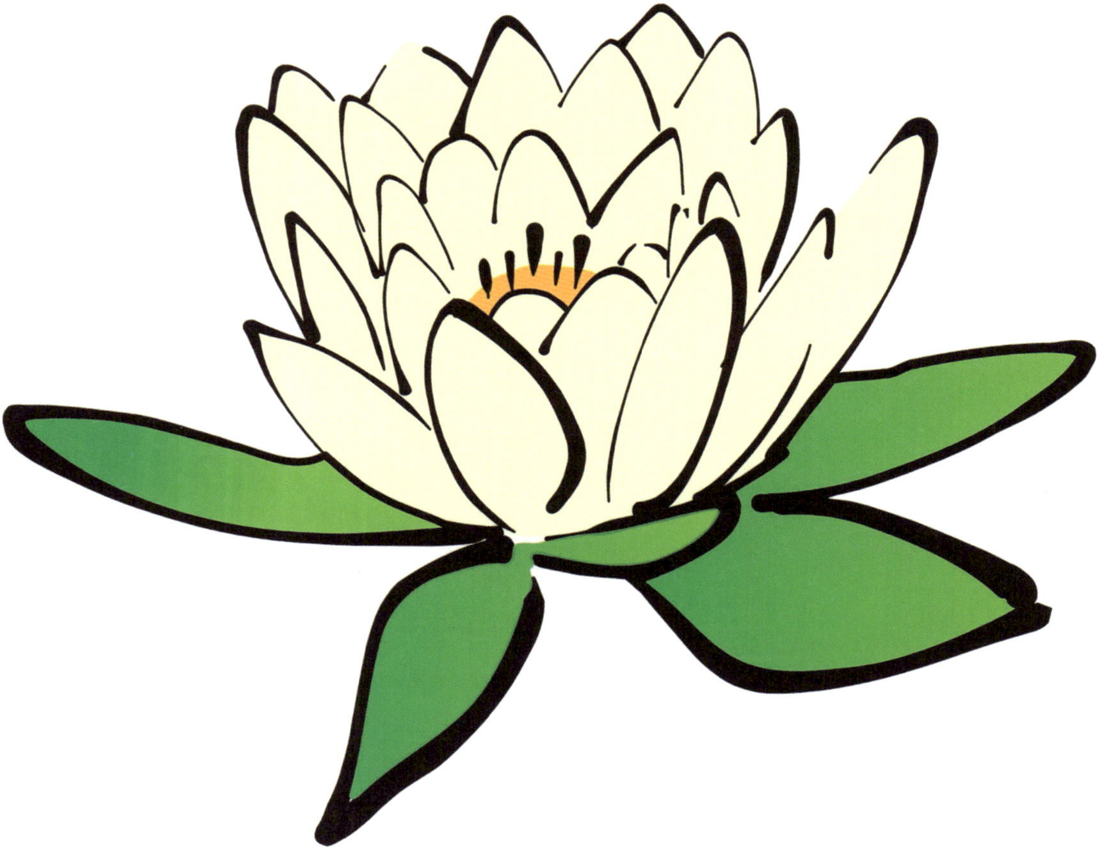

## 수련

원 산 지 : 이집트
개화 시기 : 6월~8월
참고 사항 : 늪이나 연못의 진흙에서 잘 자라며 낮에는 꽃이 활짝 피고, 밤에는 오므라든다. 40여 종이 넘는 종류가 있다.

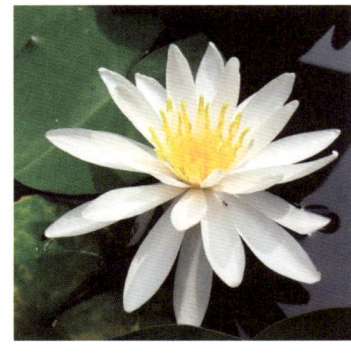

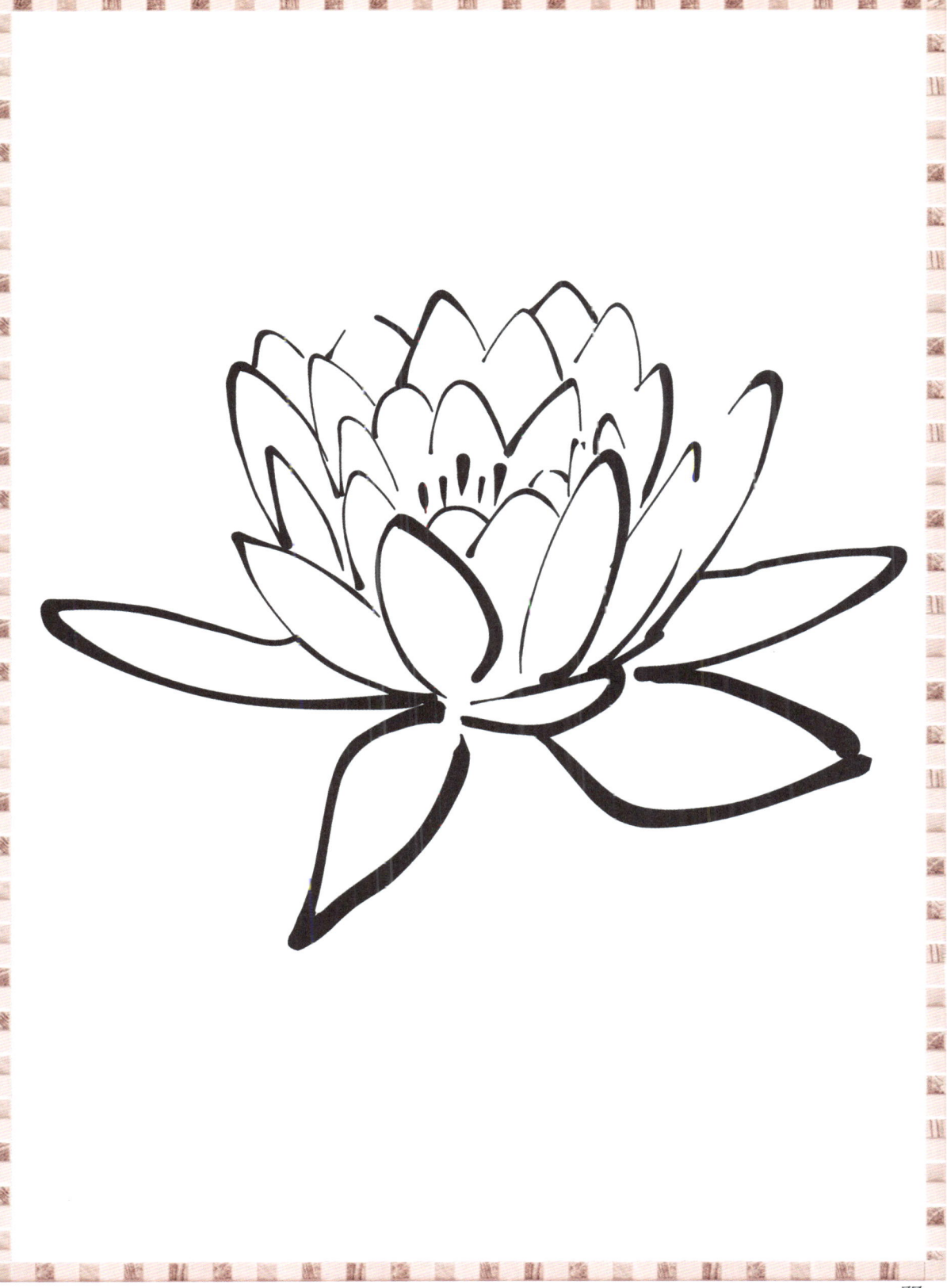

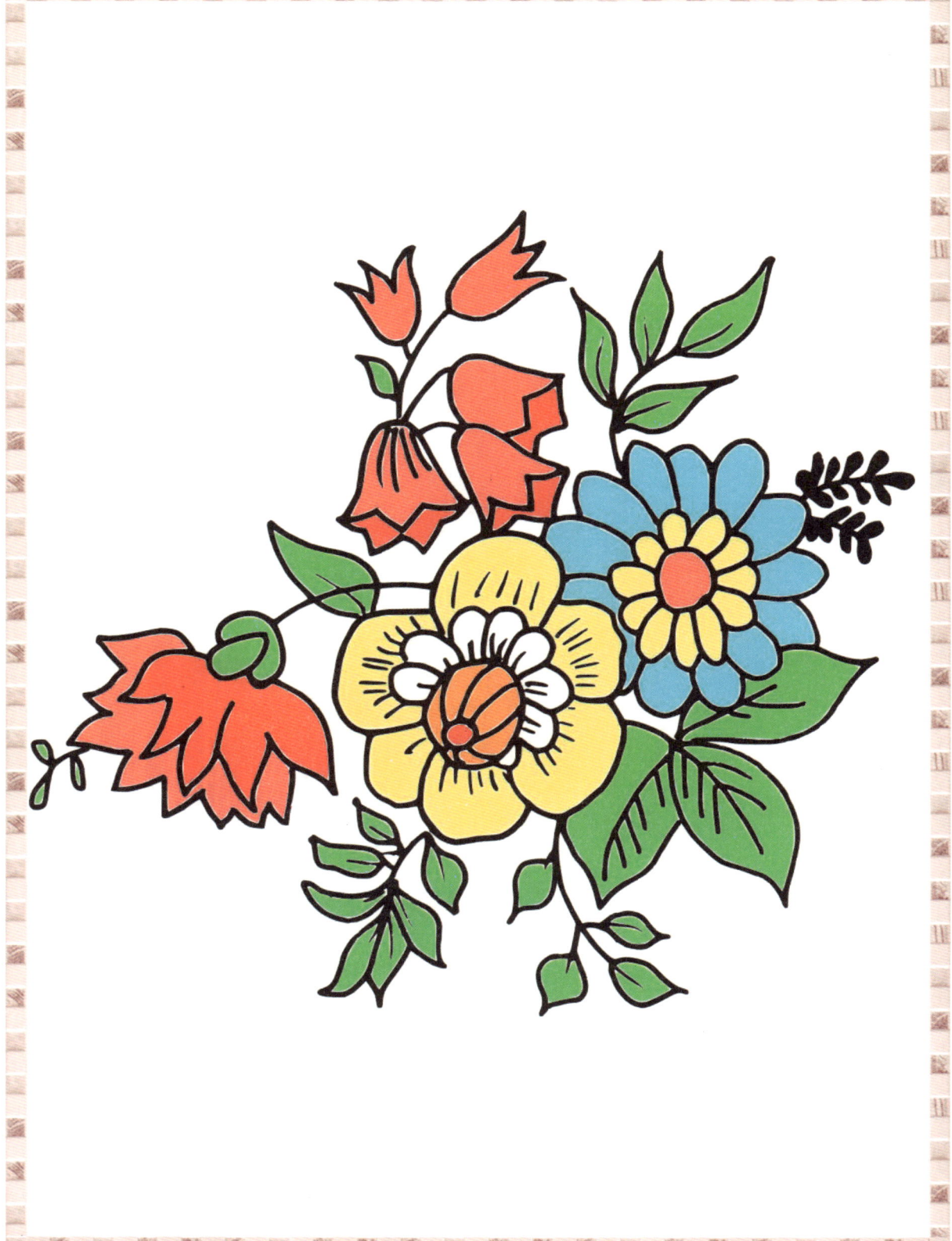

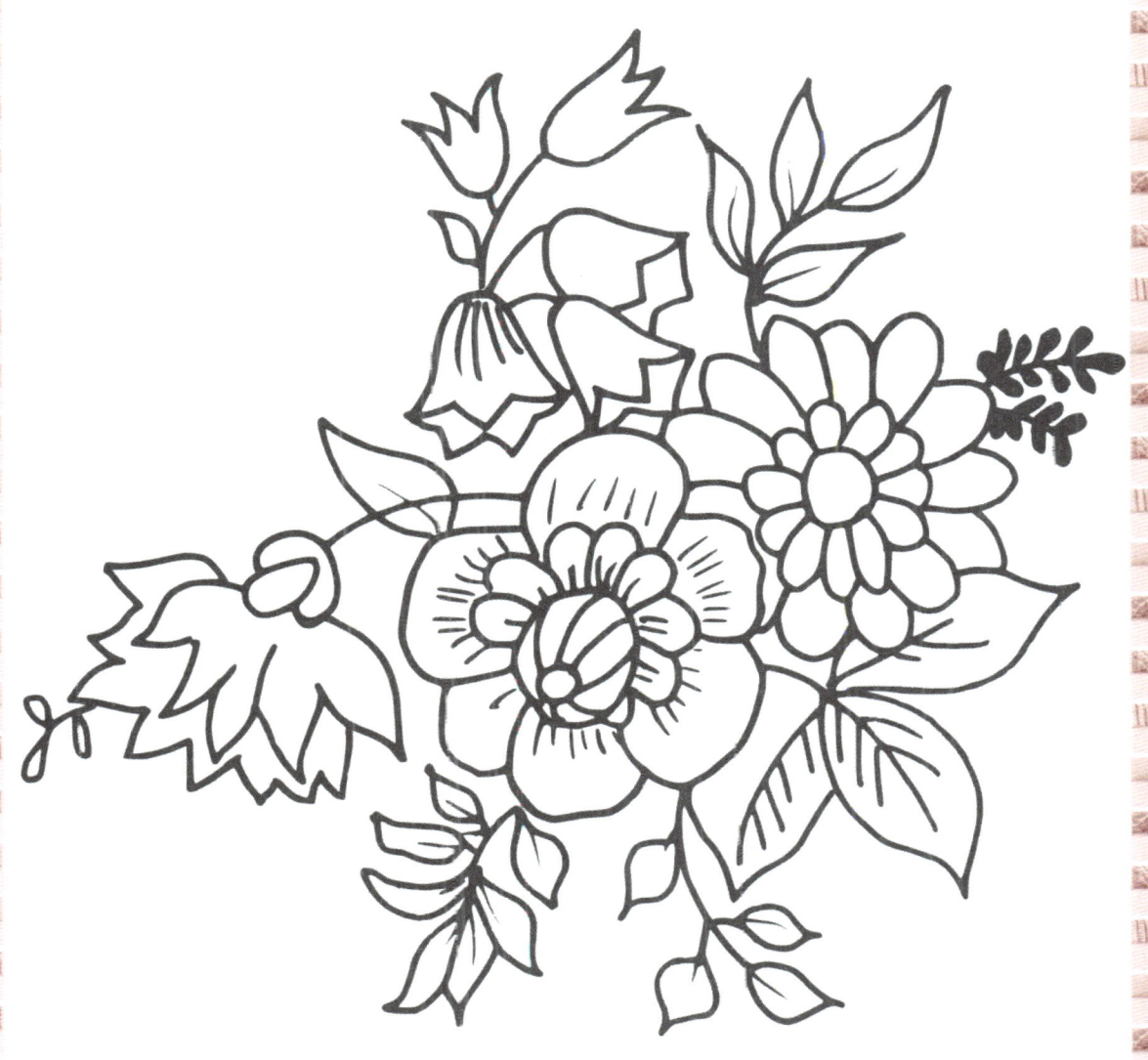

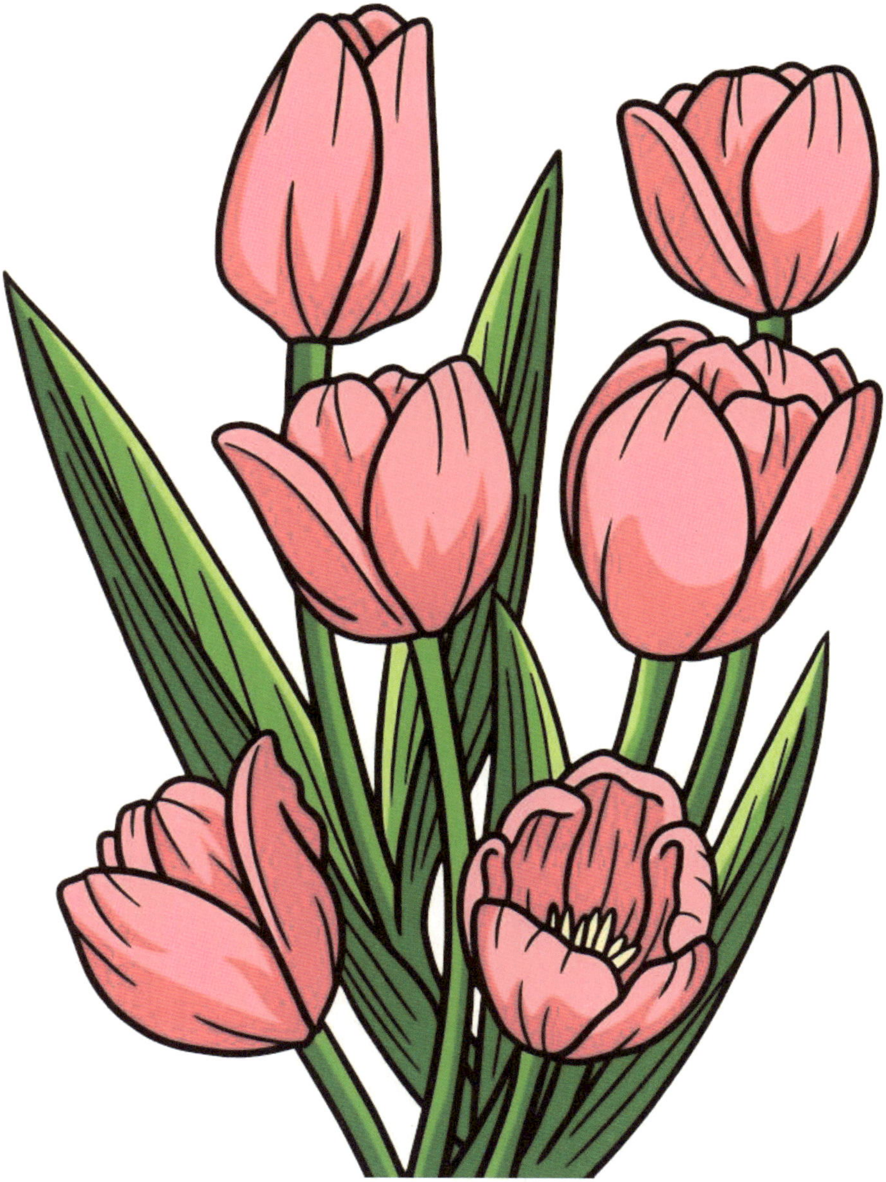

## 튤립

원 산 지 : 남동 유럽과 중앙아시아
개화 시기 : 4~5월
참고 사항 : 세계 화훼시장에서 큰 몫을 차지하고 있는 매우 아름답고 우아한 꽃이다. 튤립 구근의 생산이 대부분 이루어지는 네덜란드의 상징처럼 여겨진다.

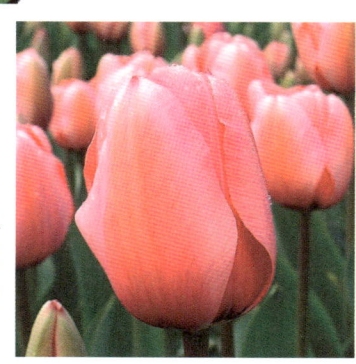

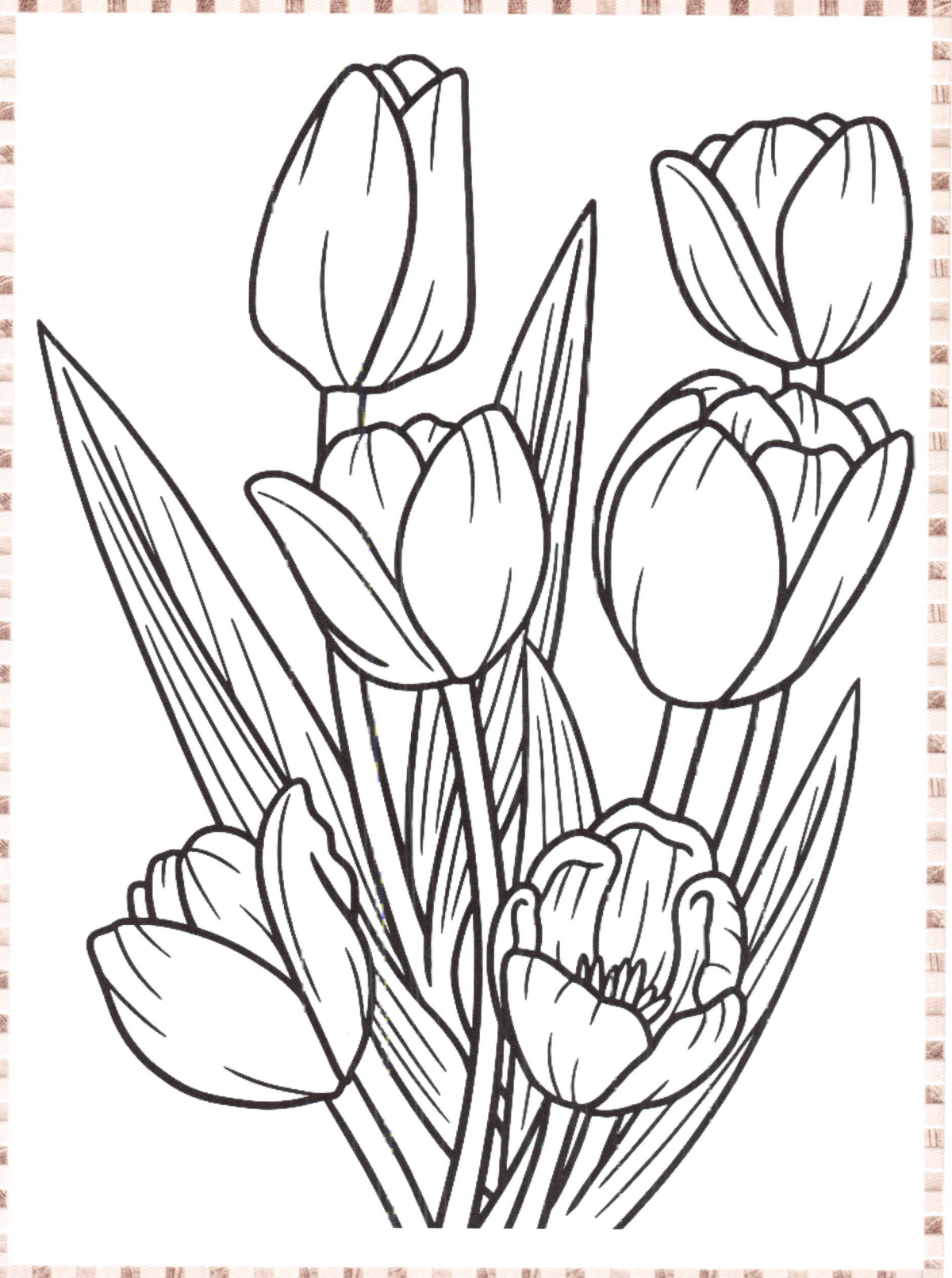

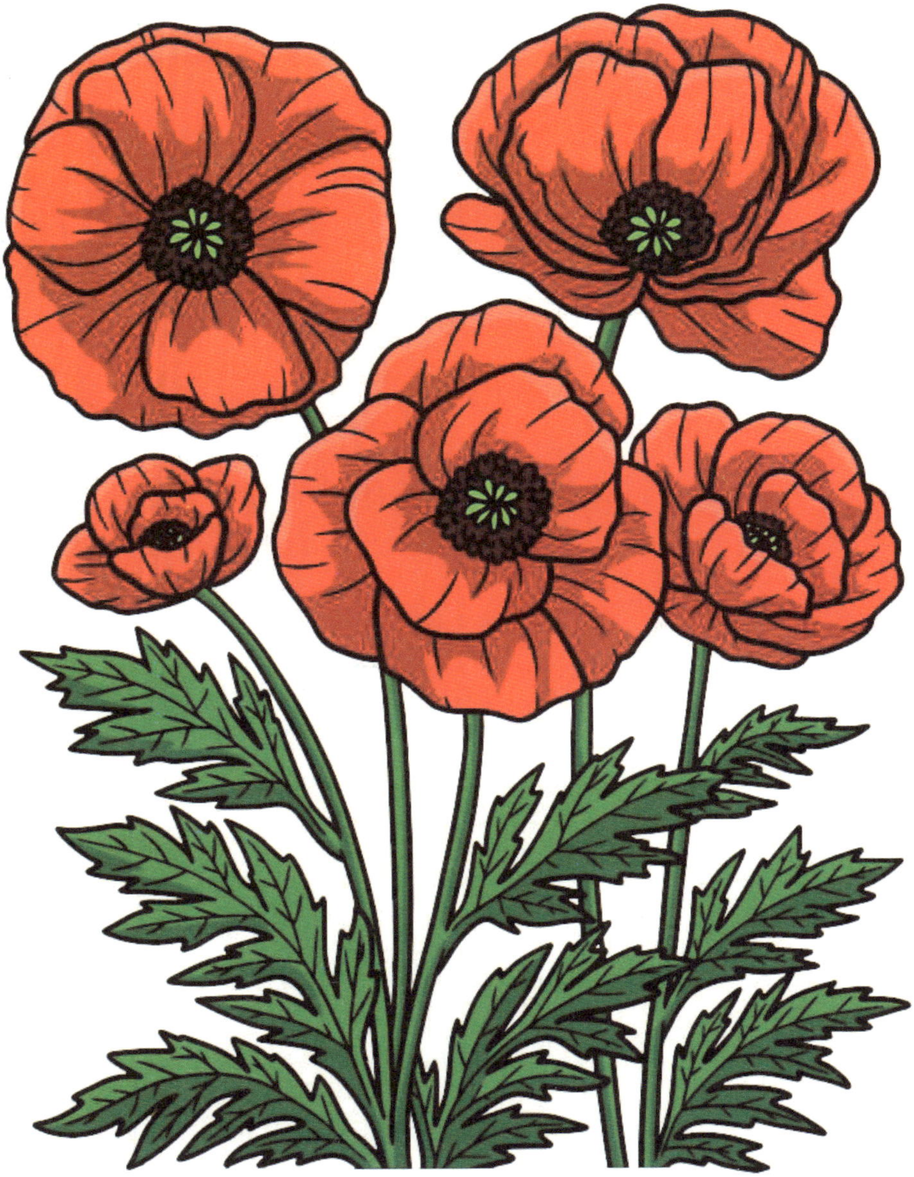

## 개양귀비

원 산 지 : 유럽
개화 시기 : 5~6월
참고 사항 : 양귀비와 비슷한 꽃이 피기 때문에 개양귀비라고 하며, 관상용으로 심는다. 꽃양귀비라고도 한다.

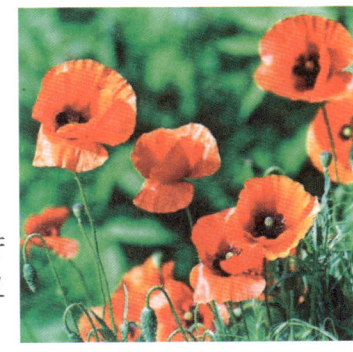

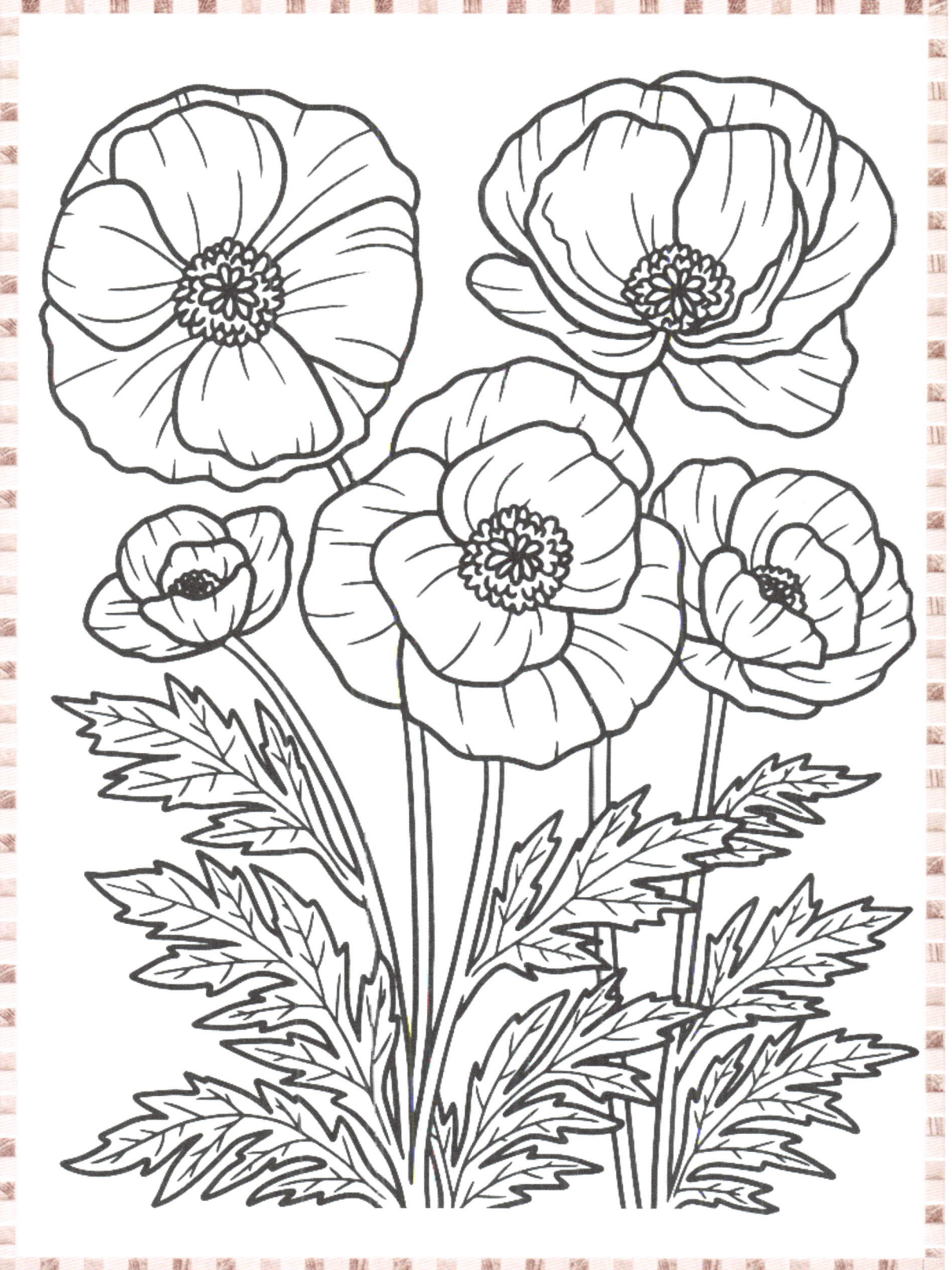

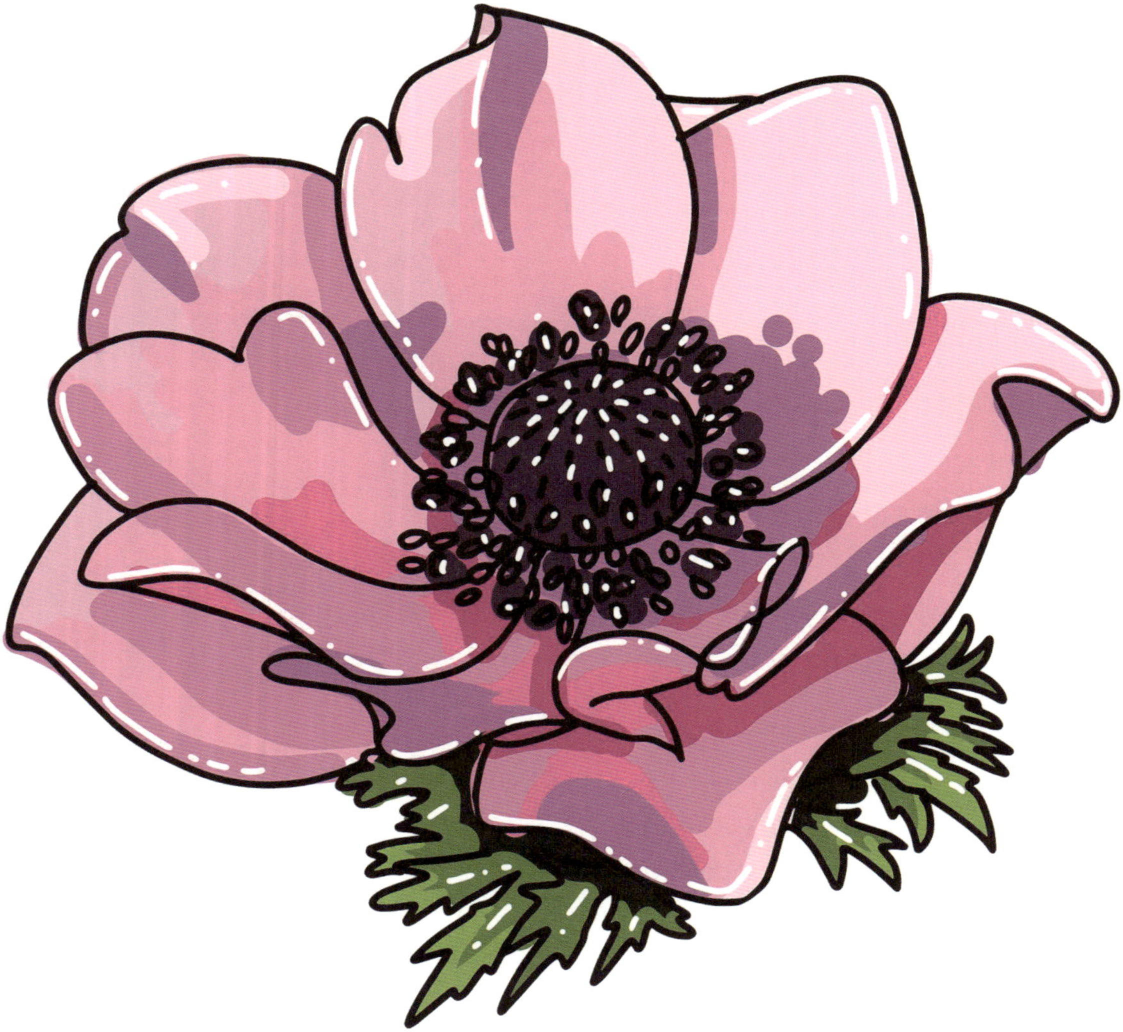

## 아네모네

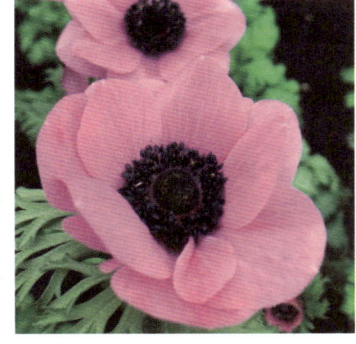

원 산 지 : 지중해 연안
개화 시기 : 4~5월
참고 사항 : 꽃이름은 아네모스(Anemos: 바람)라는 그리스어에서 비롯하였다. 꽃말은 '사랑의 괴로움' 이다. 그리스 신화에서는 미소년 아도니스가 죽을 때 흘린 피에서 생겨난 꽃이라고 한다.

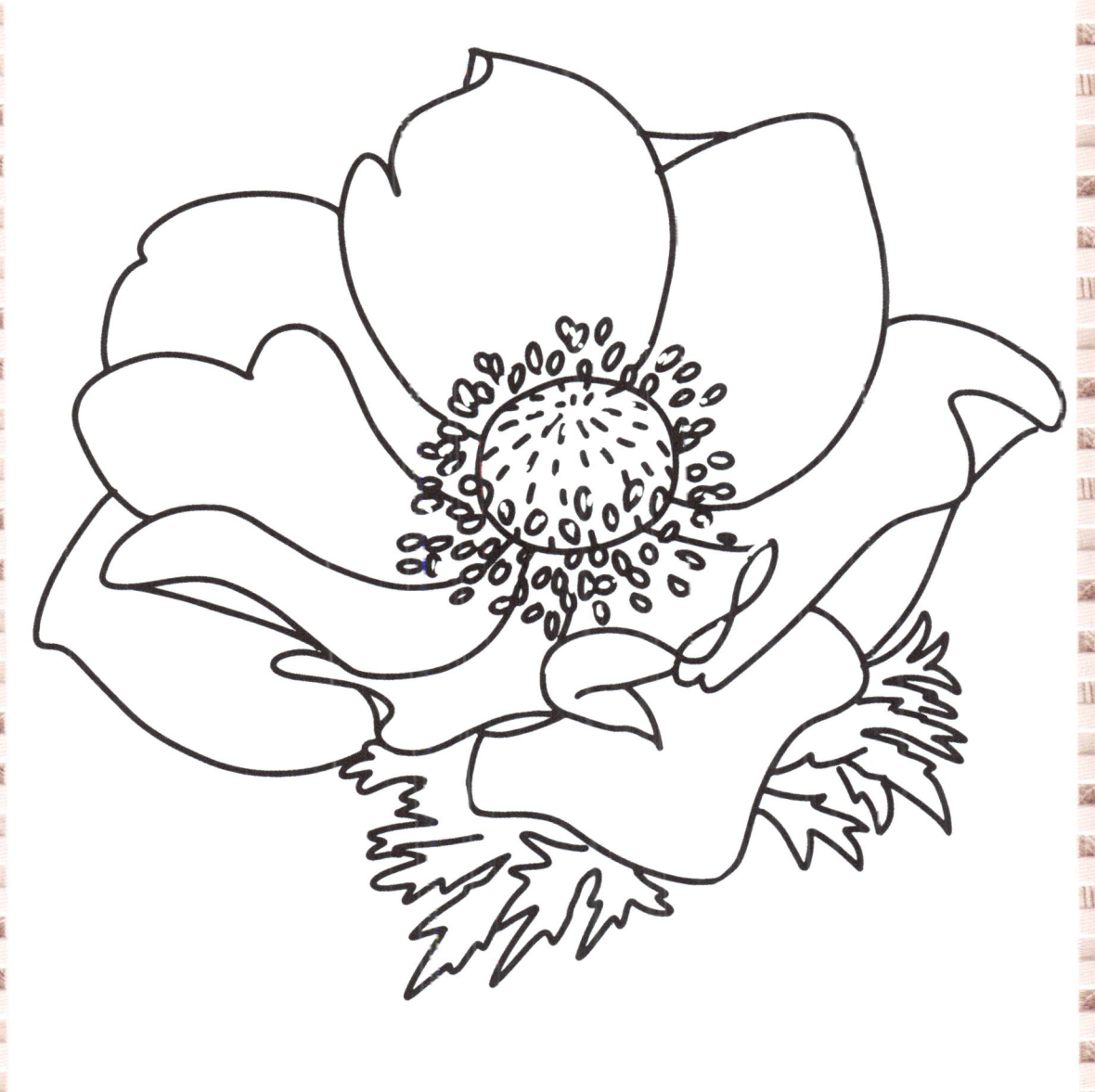

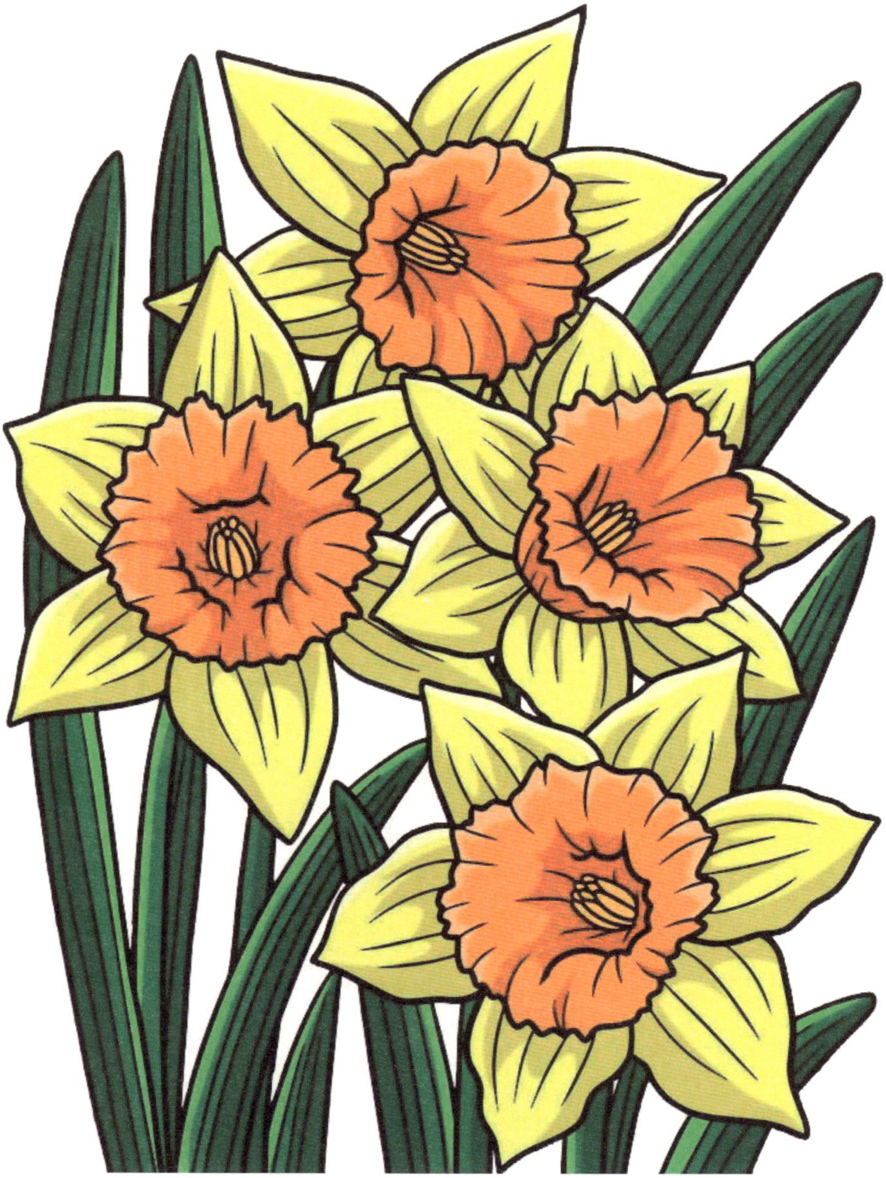

## 수선화

원 산 지 : 남유럽
개화 시기 : 3월 하순~4월
참고 사항 : 수선화를 설중화(雪中花)라고도 부르는 데, 제주도처럼 따뜻한 곳에서는 겨울에도 피어나기 때문이다. 매우 향기로운 꽃.

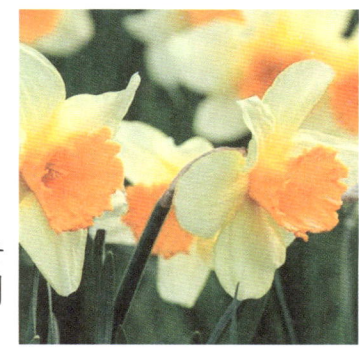

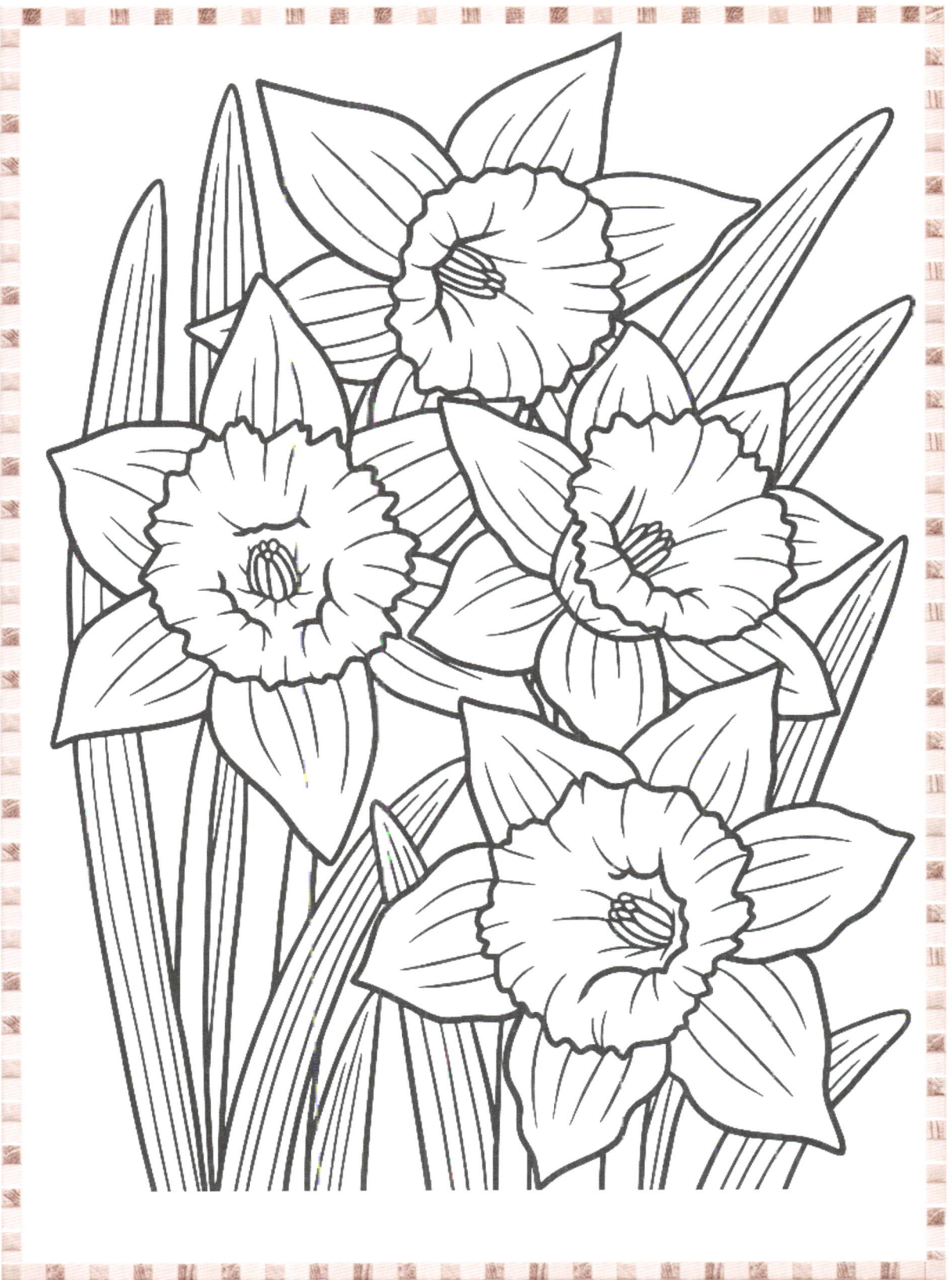

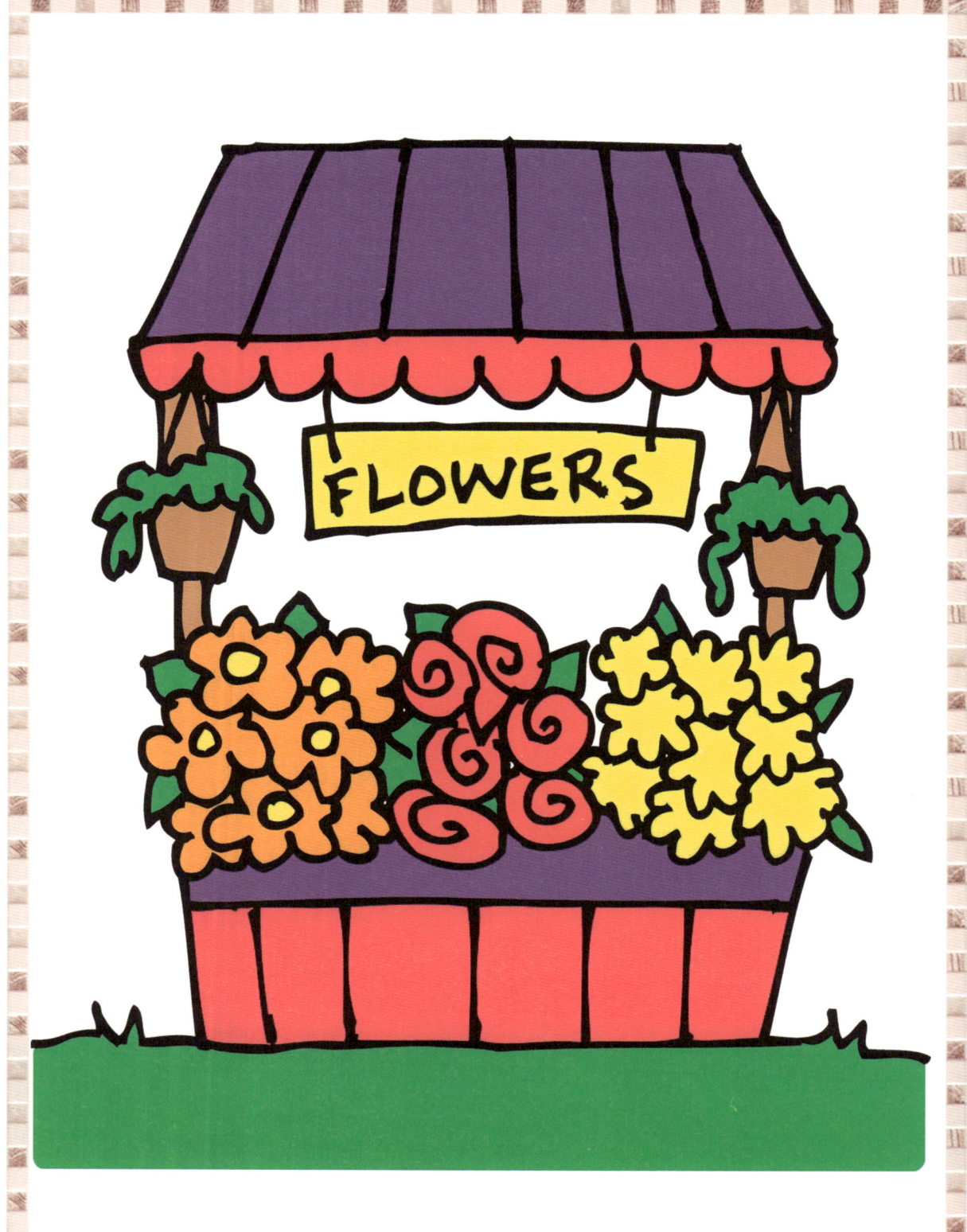

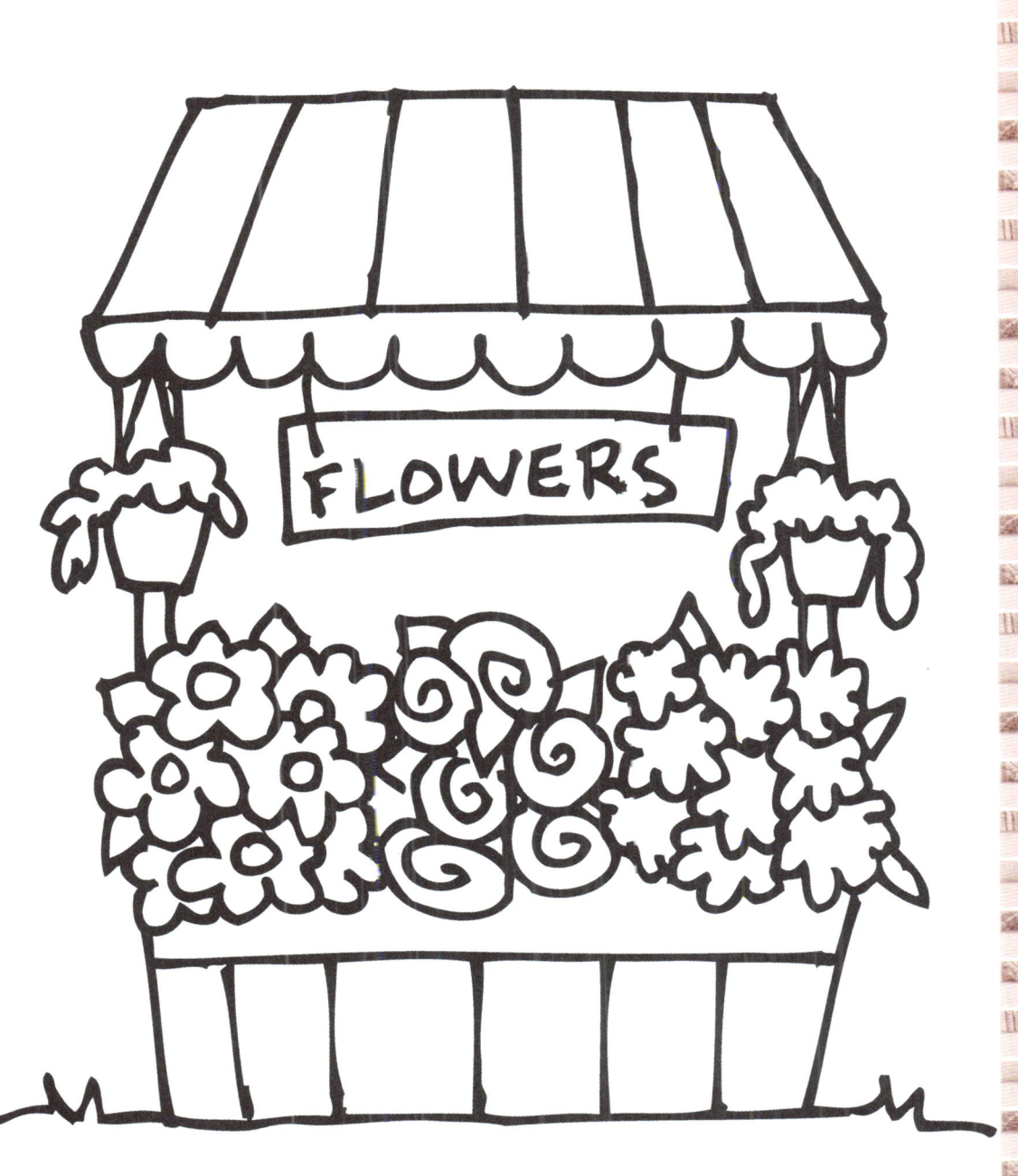

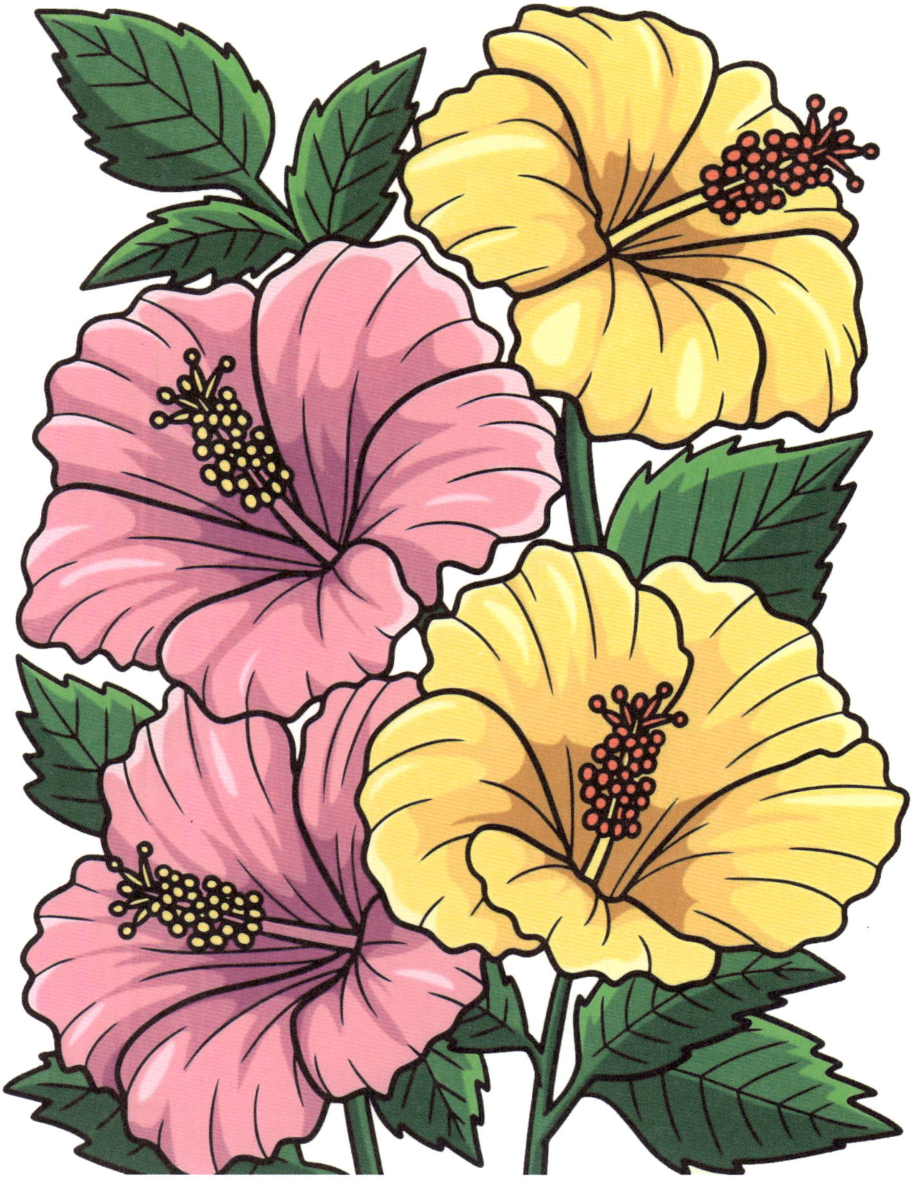

## 히비스커스

원 산 지 : 동인도, 중국 등으로 추정
개화 시기 : 6~10월, 연중 개화
참고 사항 : 무궁화속(屬)으로, 색깔이 화려하고 큰 꽃이 피는 열대성 식물. 미국 하와이주의 주화(州花)로, 3천 종 이상이 개발되어 있다.

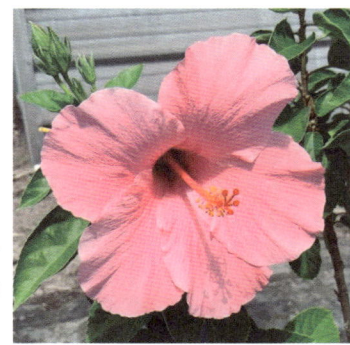

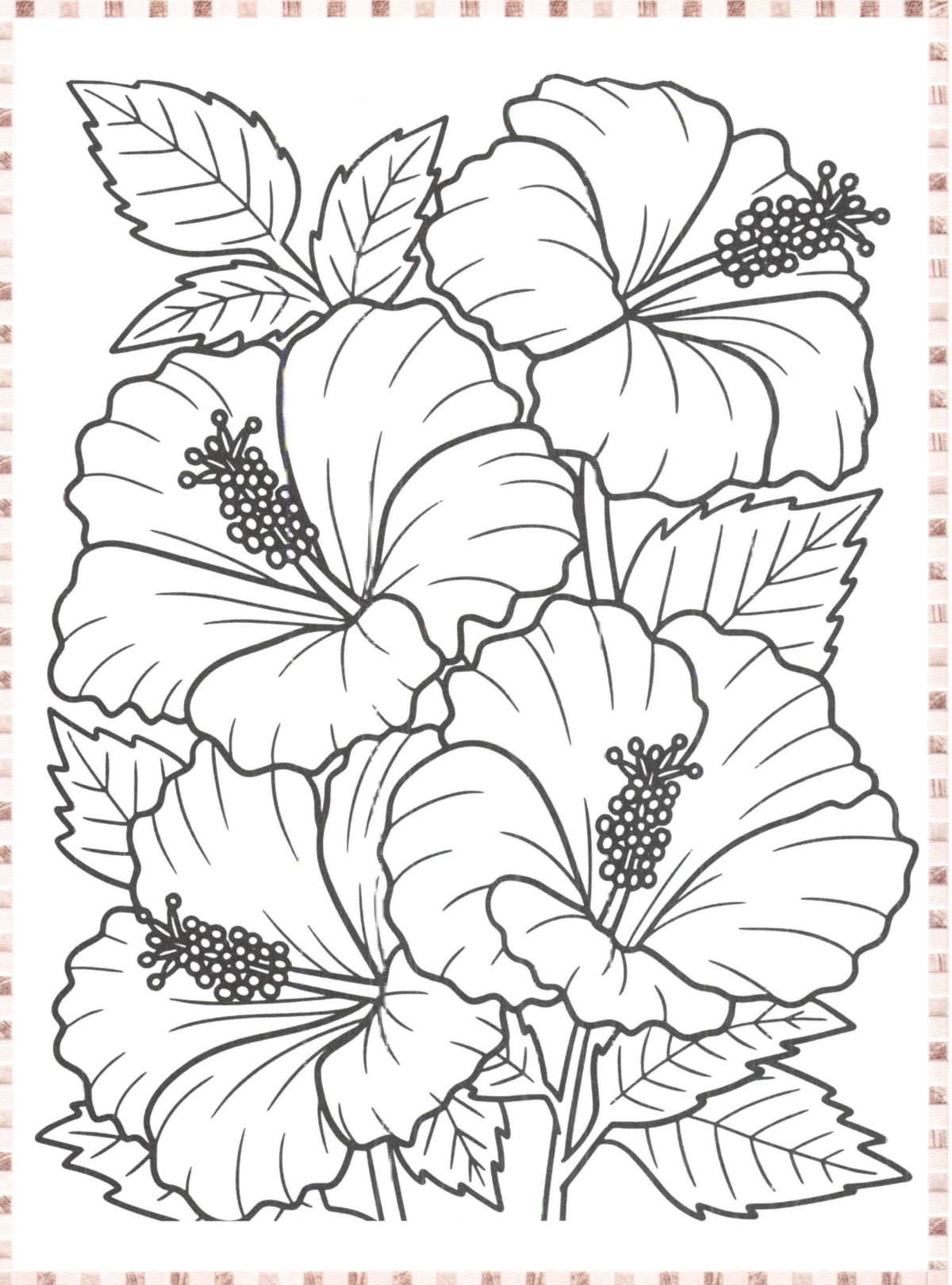

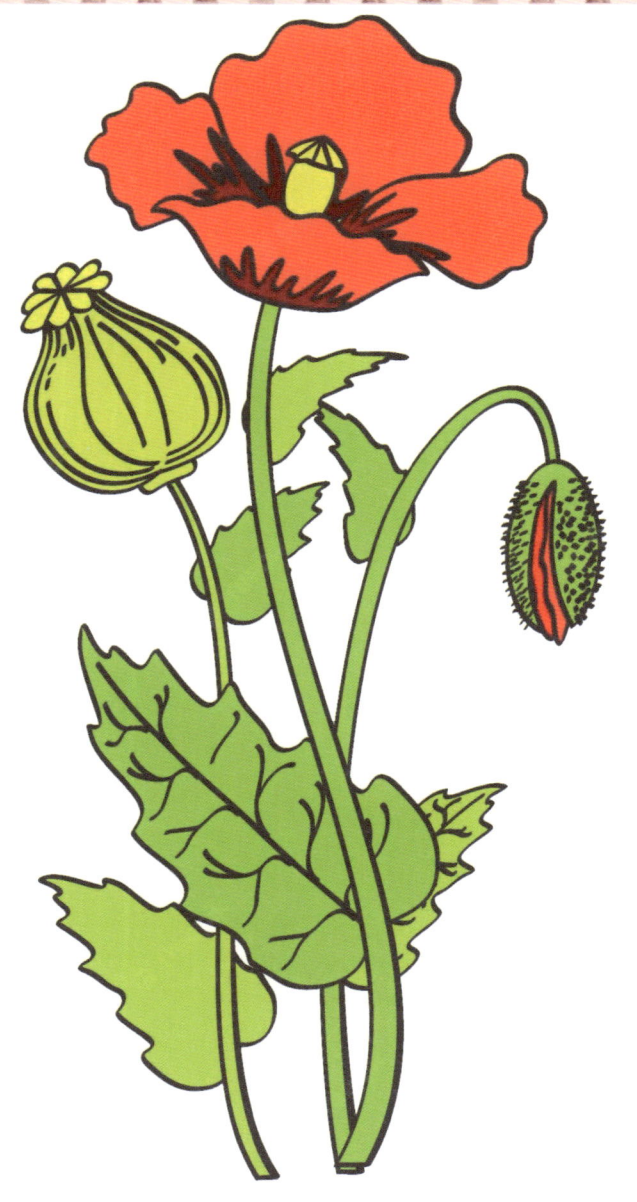

### 양귀비

원 산 지 : 유럽
개화 시기 : 5~6월
참고 사항 : 열매의 유액을 모아 마약류에 속하는 아편을 만든다. 한국에서는 양귀비인 줄 모르고 소량을 재배했다 해도 처벌받을 수 있다.

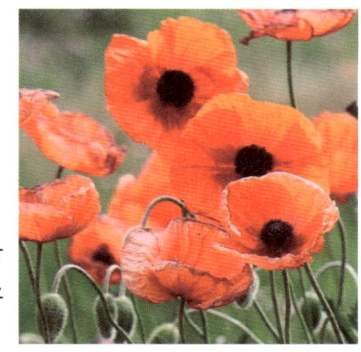

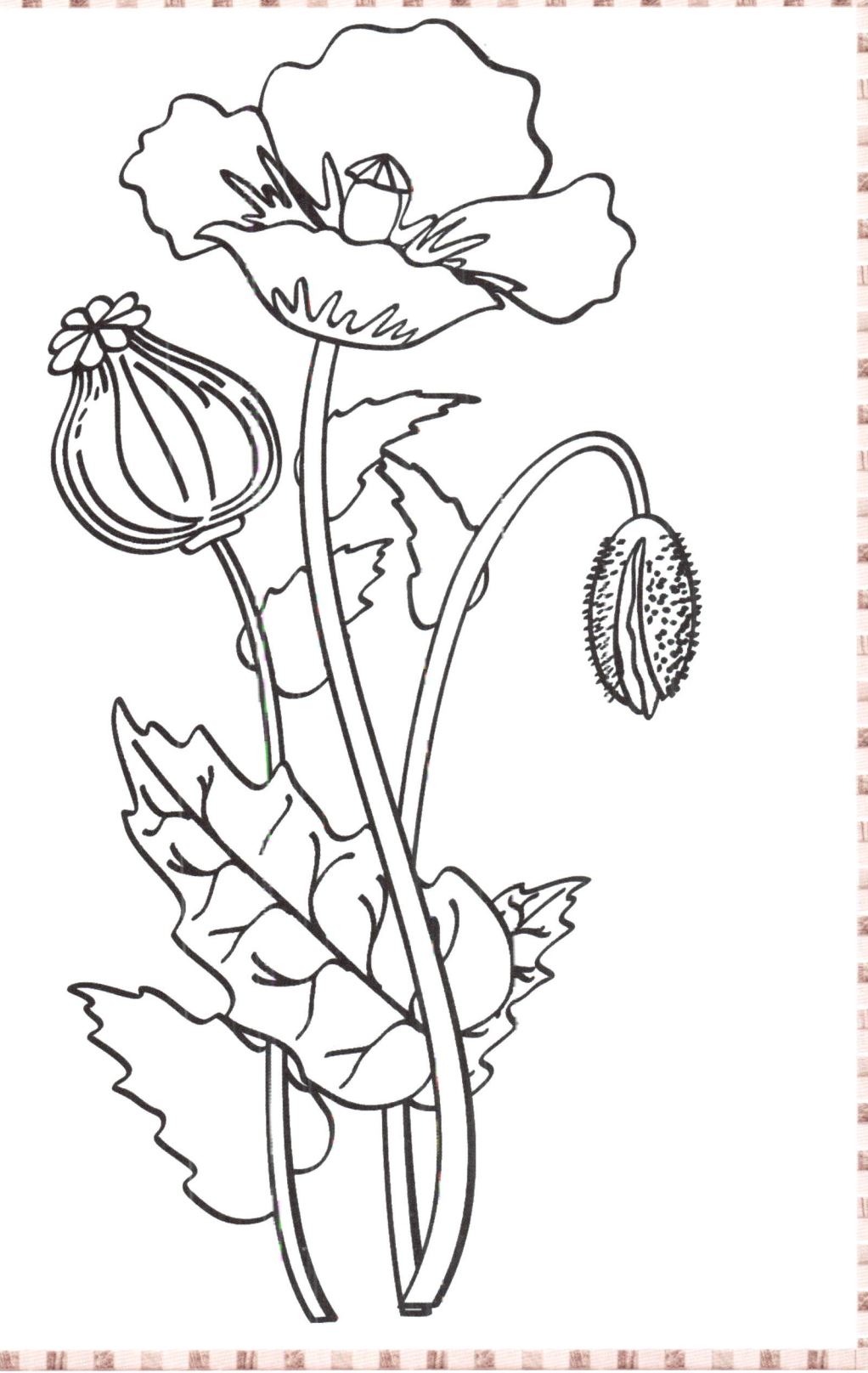

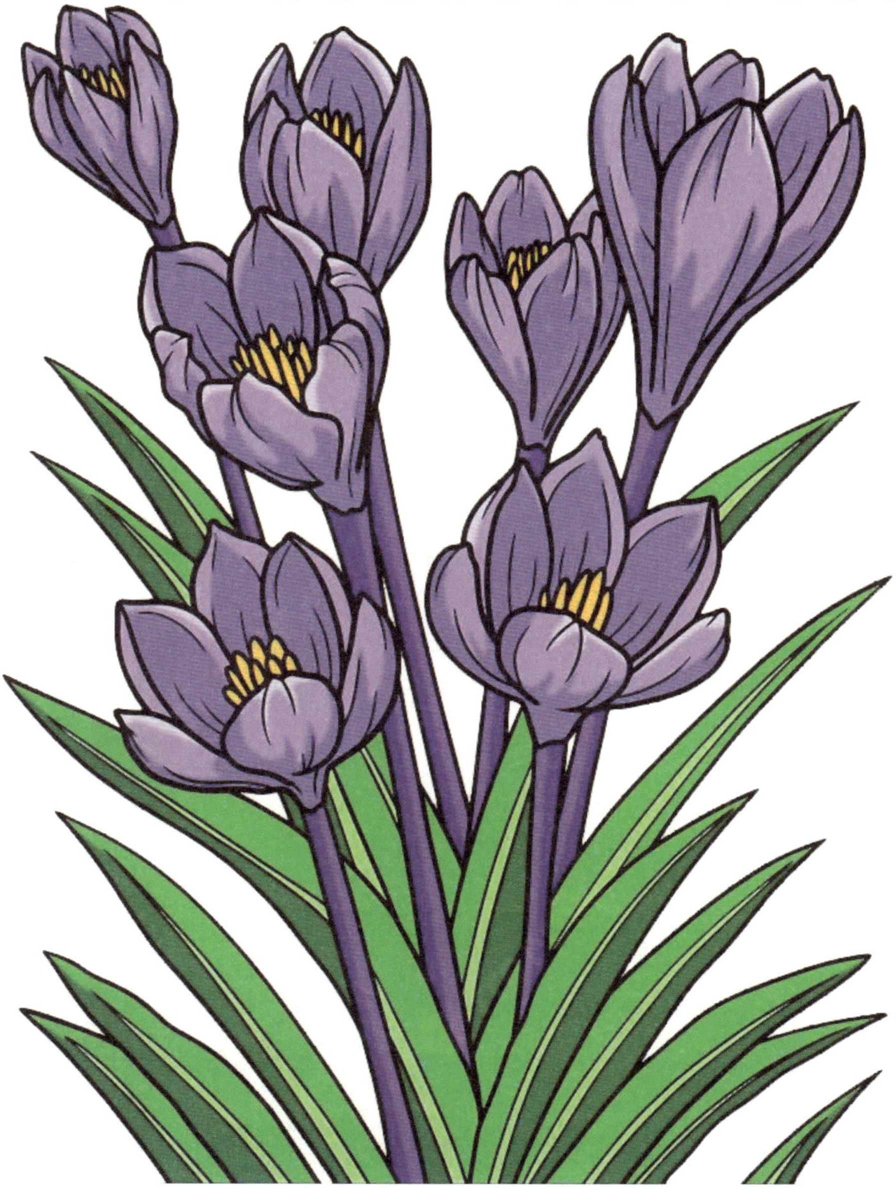

## 크로커스

원 산 지 : 지중해 연안, 북아프리카, 중앙아시아
개화 시기 : 2~4월, 11월
참고 사항 : 봄에 피는 꽃은 크로커스, 가을에 피는 꽃은 사프란이라고 구분 짓기도 한다. 색깔은 여러 가지이나 주로 선호되는 것은 노란색과 보라색, 흰색 등이다.

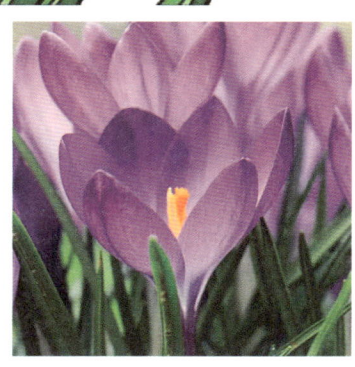

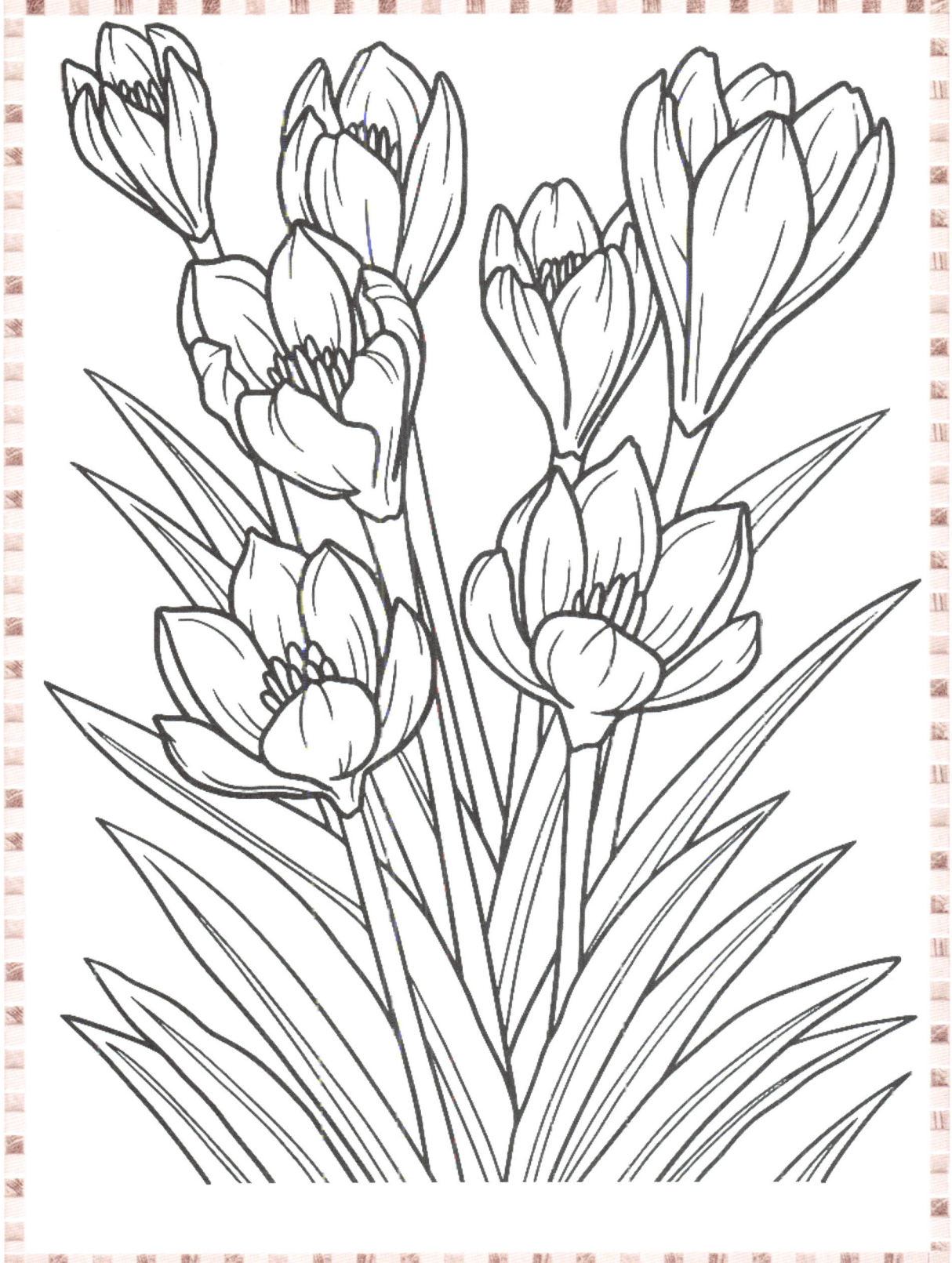

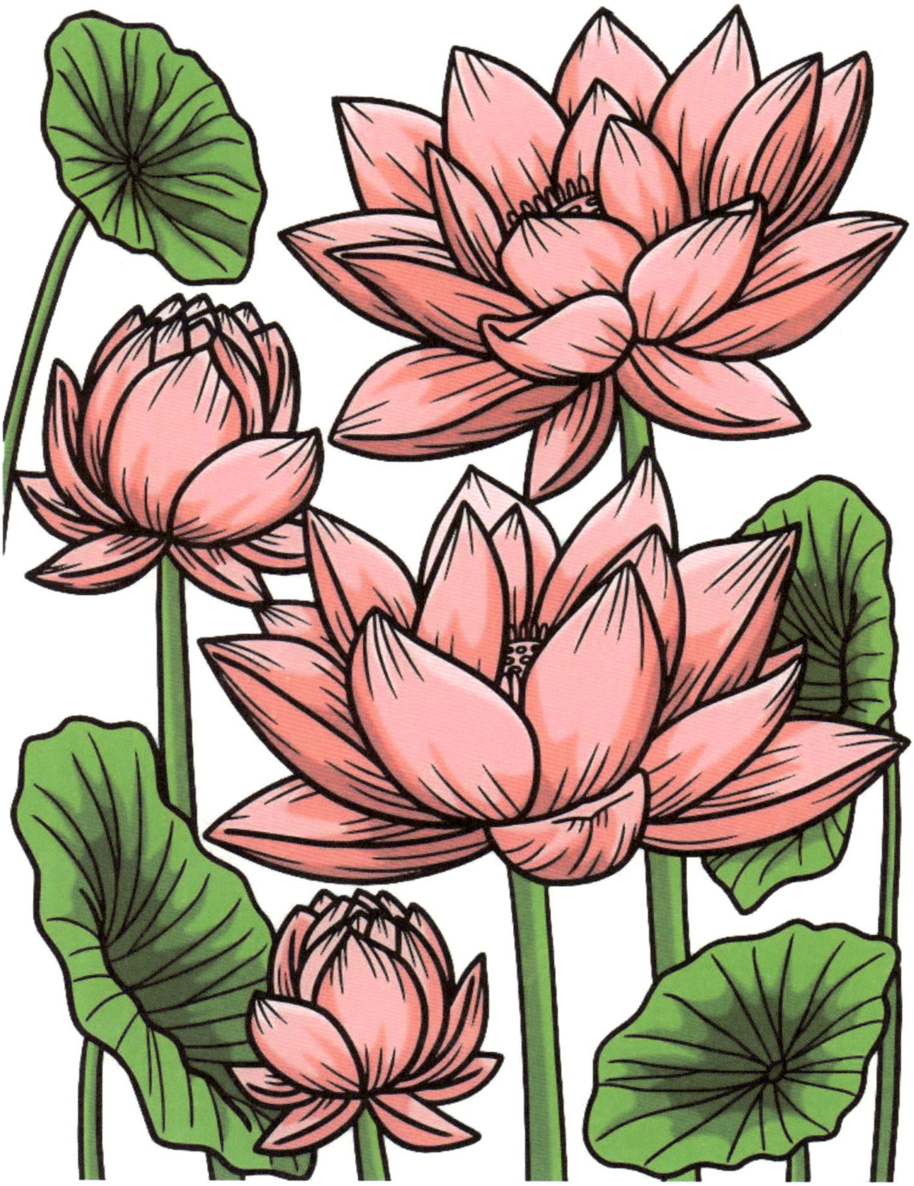

## 연꽃

원 산 지 : 인도
개화 시기 : 7~8월
참고 사항 : 관상용뿐만 아니라 식용, 약용으로 쓰이기도 해서 연의 줄기(연근)는 먹거리로 많이 이용된다. 농촌에서는 벼 대신에 연꽃을 대량으로 재배하는 곳도 있다. 꽃이 아름답고 색상도 다양하다.

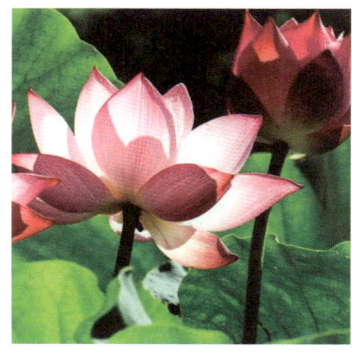

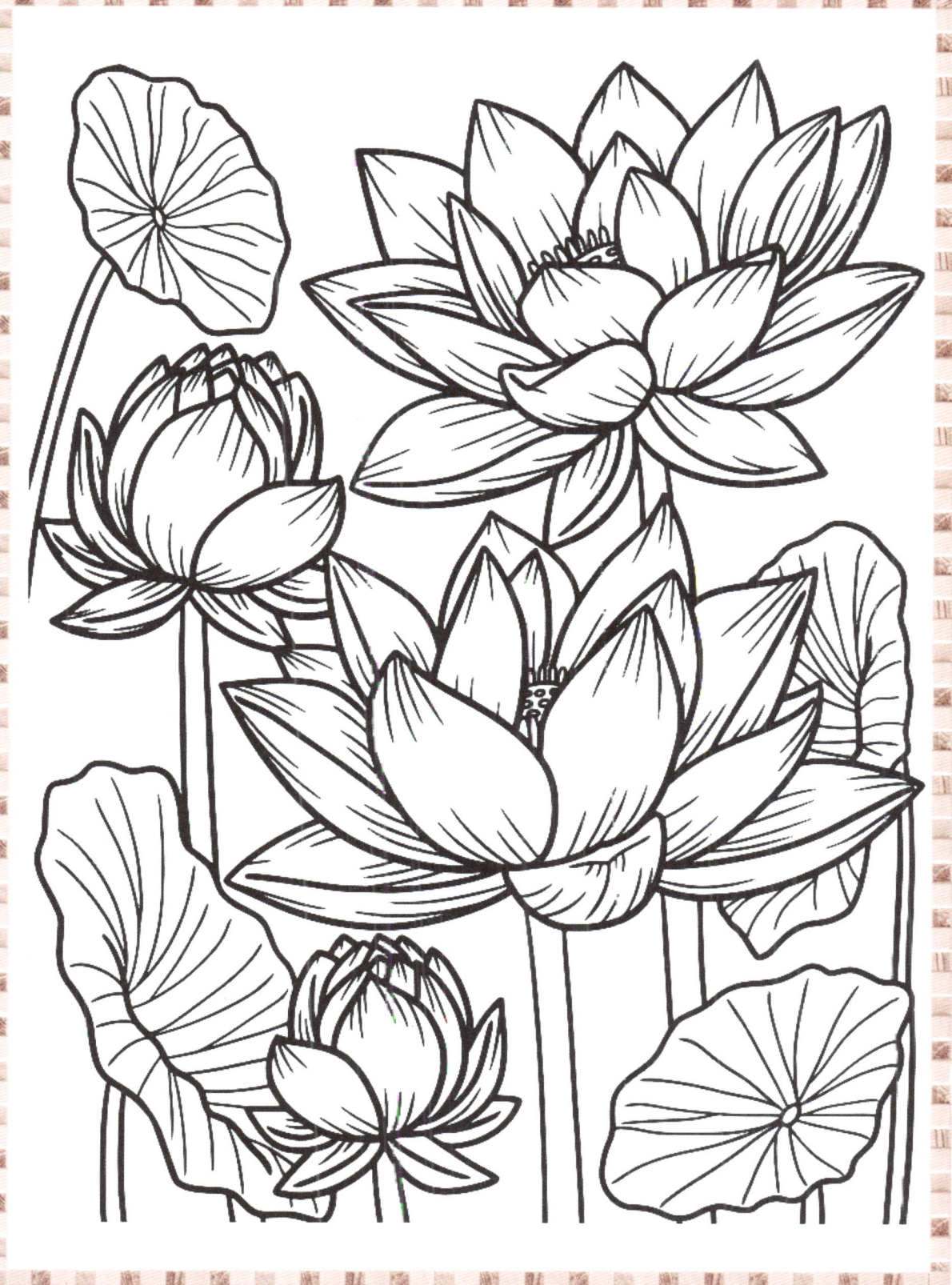

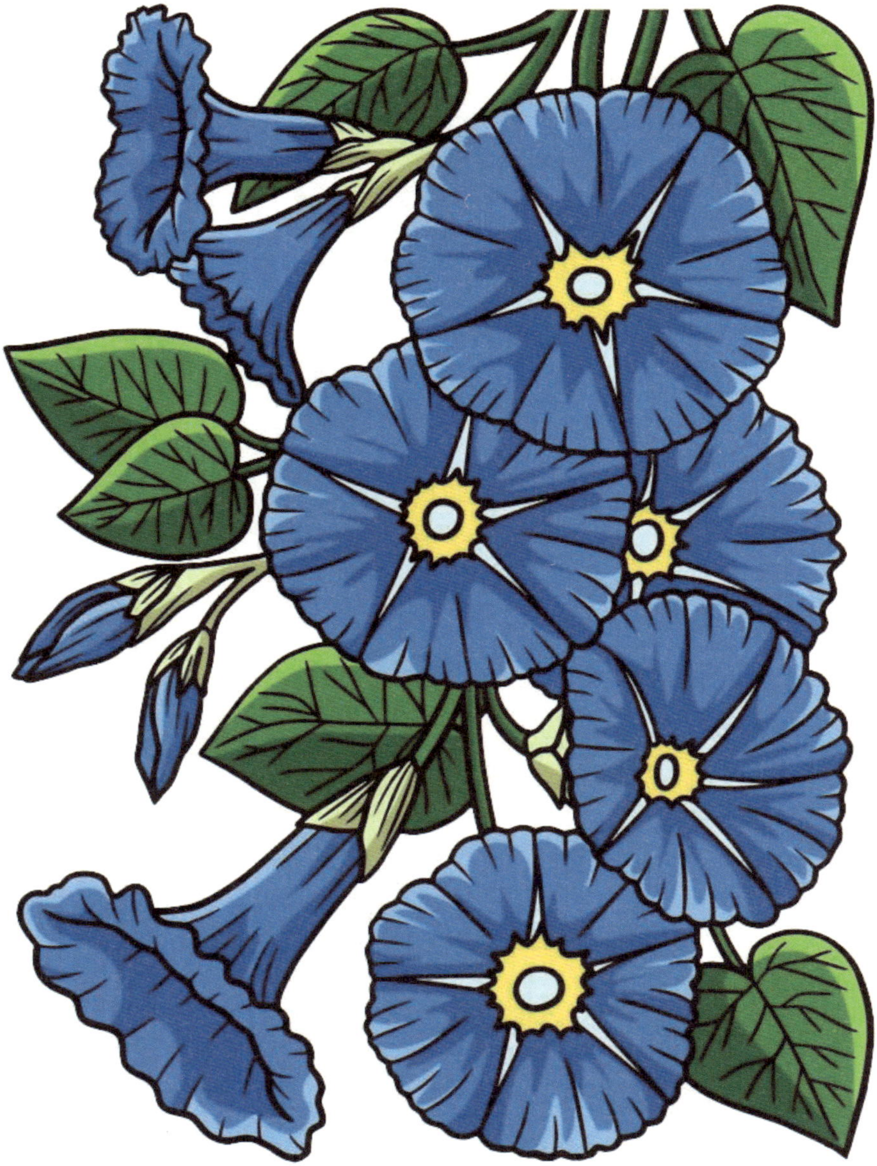

## 나팔꽃

원 산 지 : 아시아(인도)
개화 시기 : 7월~8월
참고 사항 : 여름철에 푸른 자주색·붉은 자주색·흰색·붉은색 등 여러 가지 색깔로 피어나는, 나팔을 닮은 꽃. 꽃말은 '기쁜 소식', '결속', '허무한 사랑'이다.

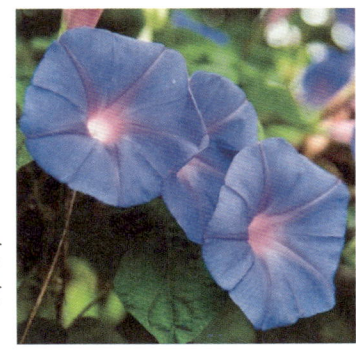

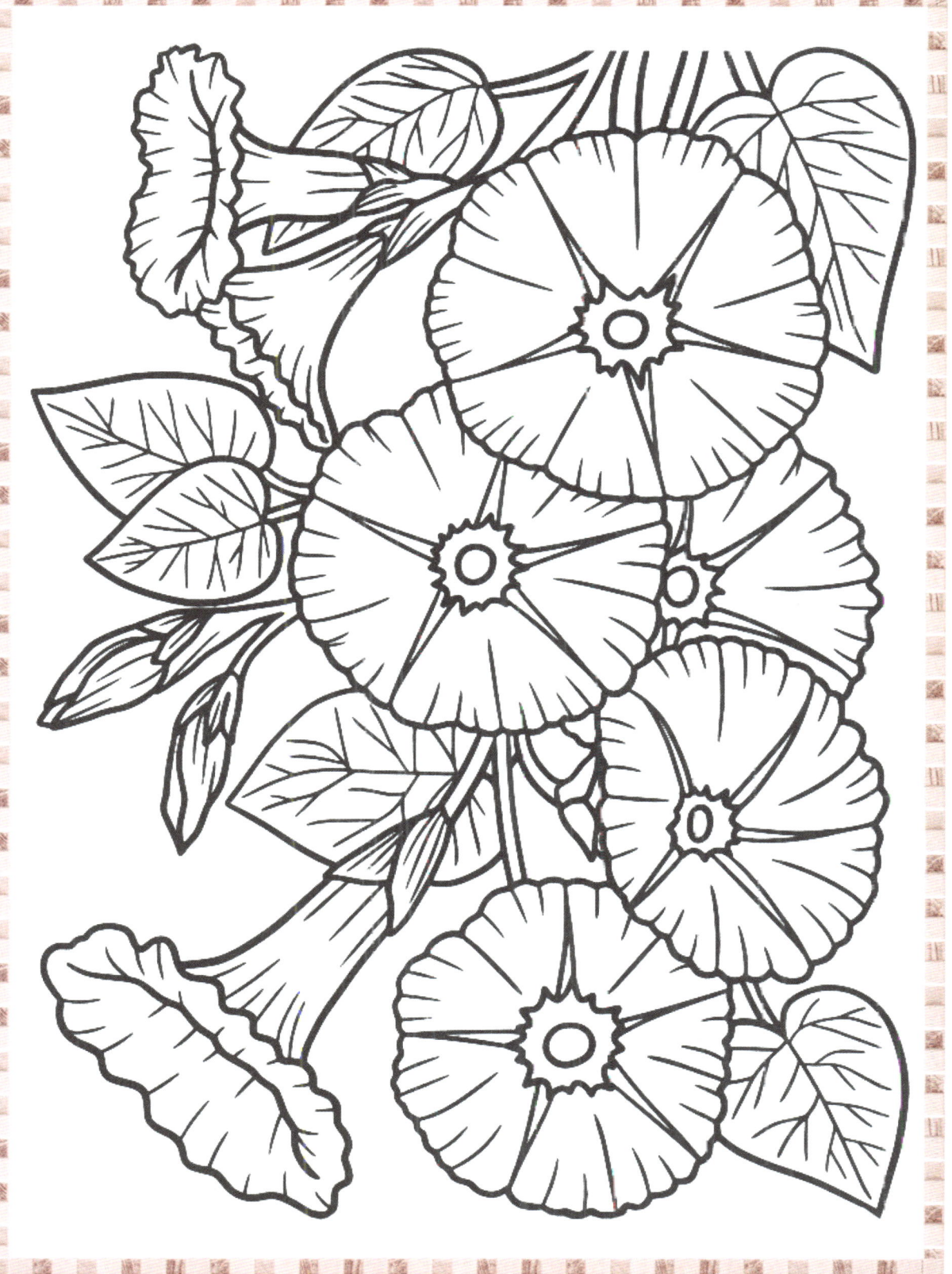

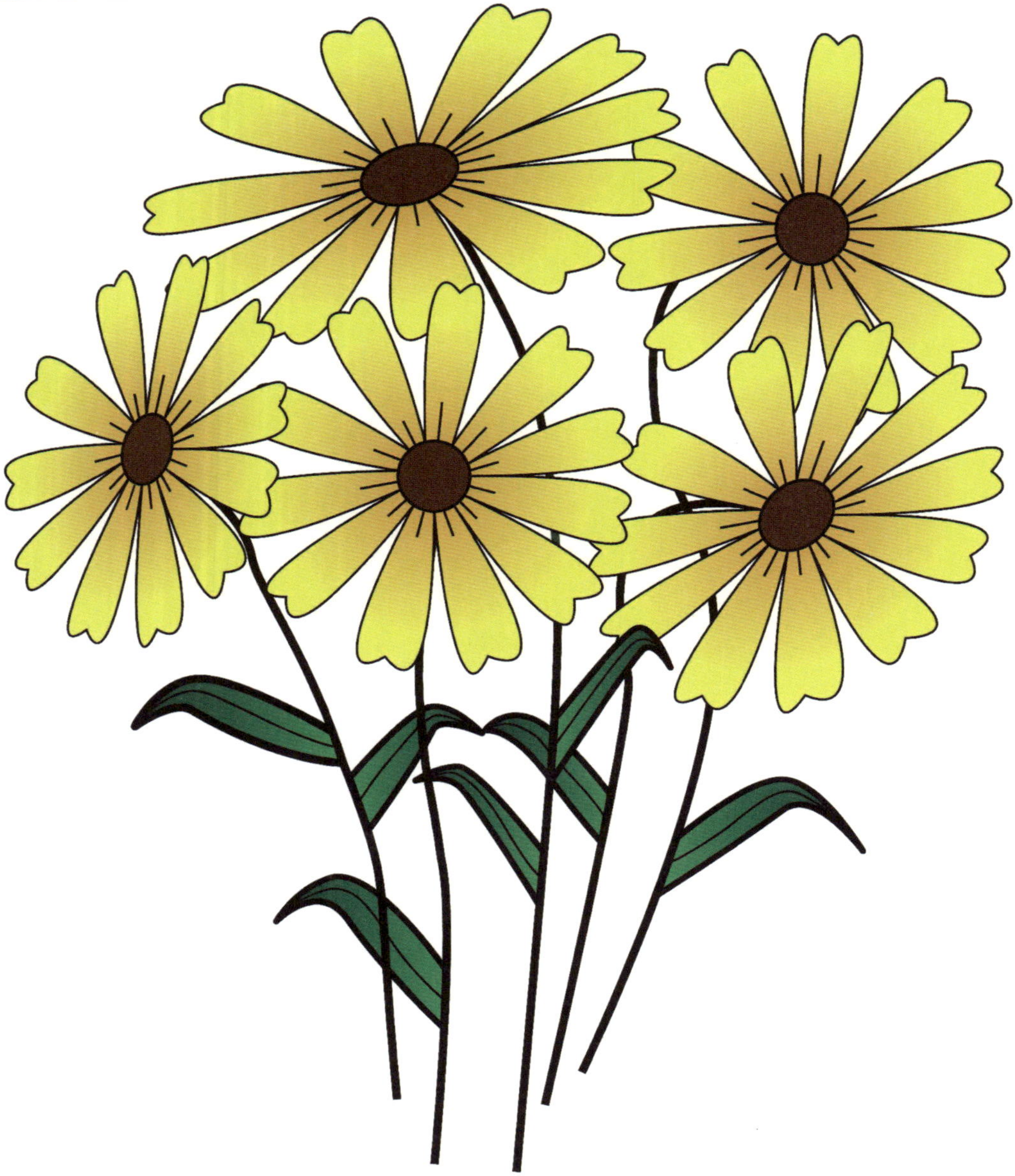

### 루드베키아

원 산 지 : 북아메리카
개화 시기 : 5~9월
참고 사항 : 주로 여름철에 노란색으로 예쁘게 피는 꽃으로 30여 종이 있다. 여기 소개된 것은 루드베키아 바이컬러(Rudbeckia bicolor)이다.

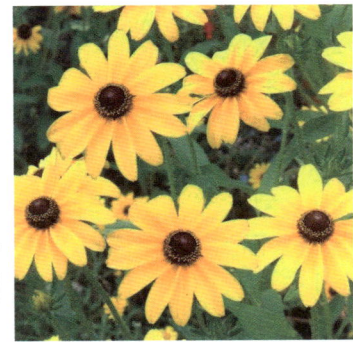

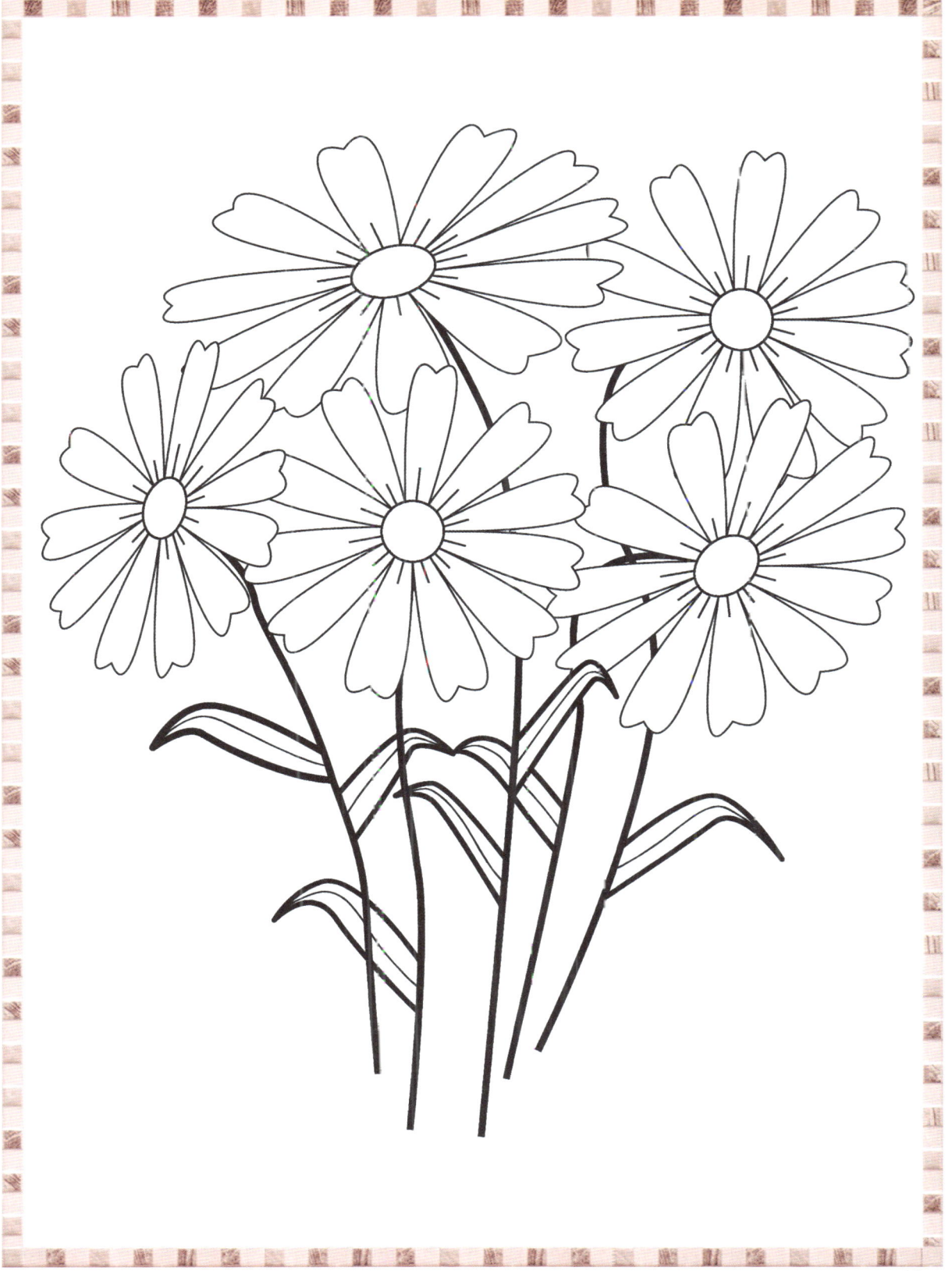

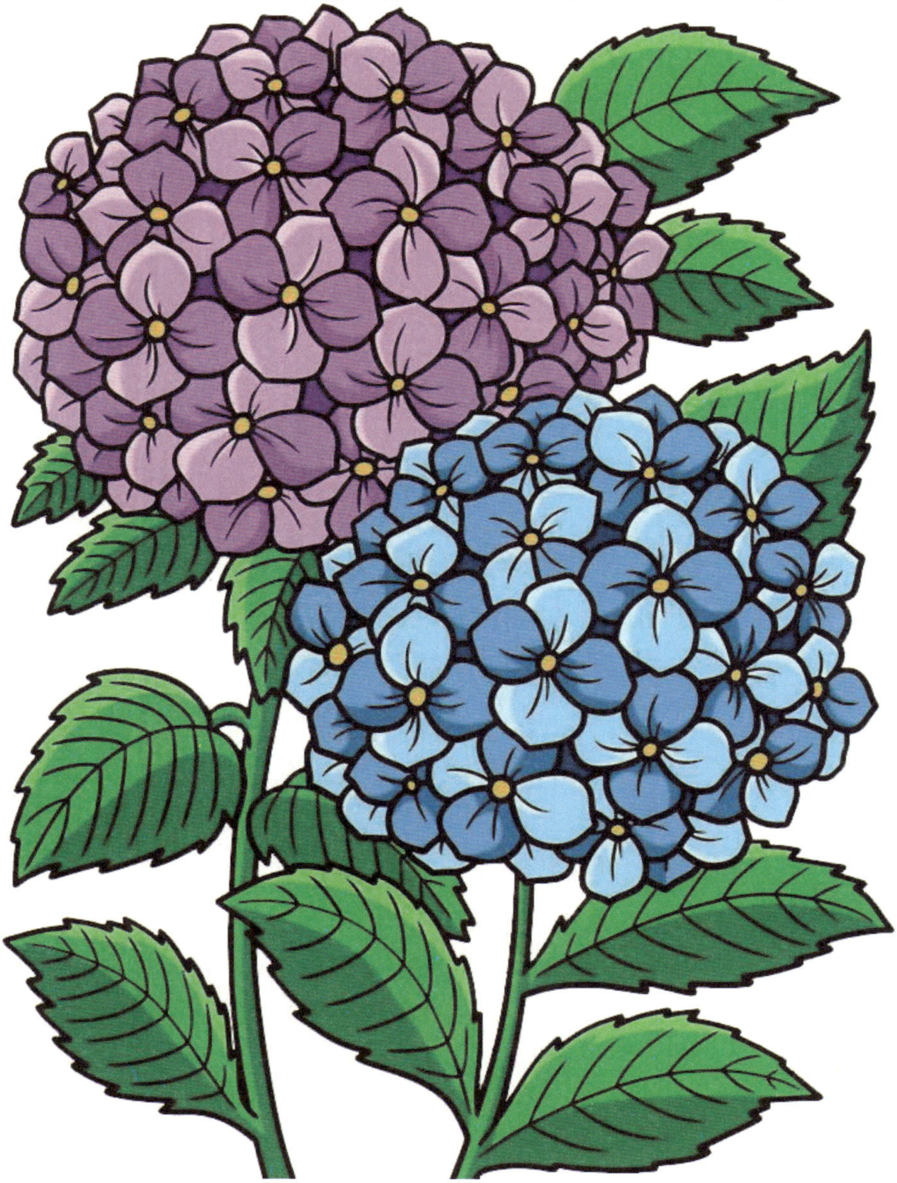

## 수국(水菊)

**원 산 지** : 중국
**개화 시기** : 6~7월
**참고 사항** : 수국처럼 둥그렇게 모여서 피는 꽃들의 배열을 가리켜 취산화서(聚繖花序), 또는 취산꽃차례라고 한다. 중국이 원산지이지만, 현재는 일본에서 품종 개량이 많이 이루어지고 있다.

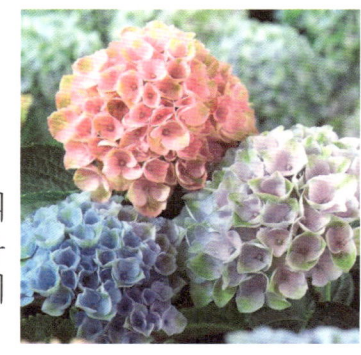

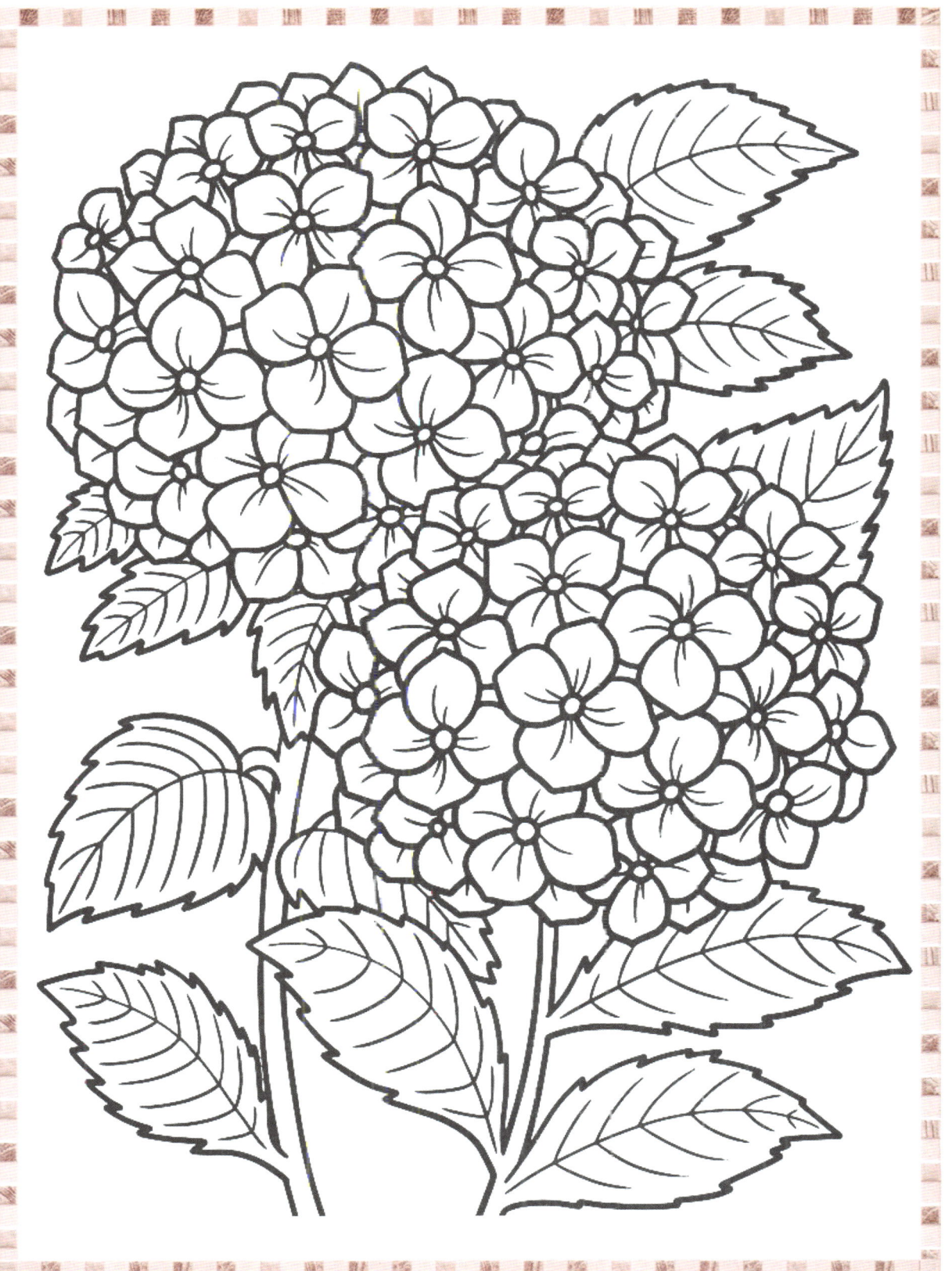

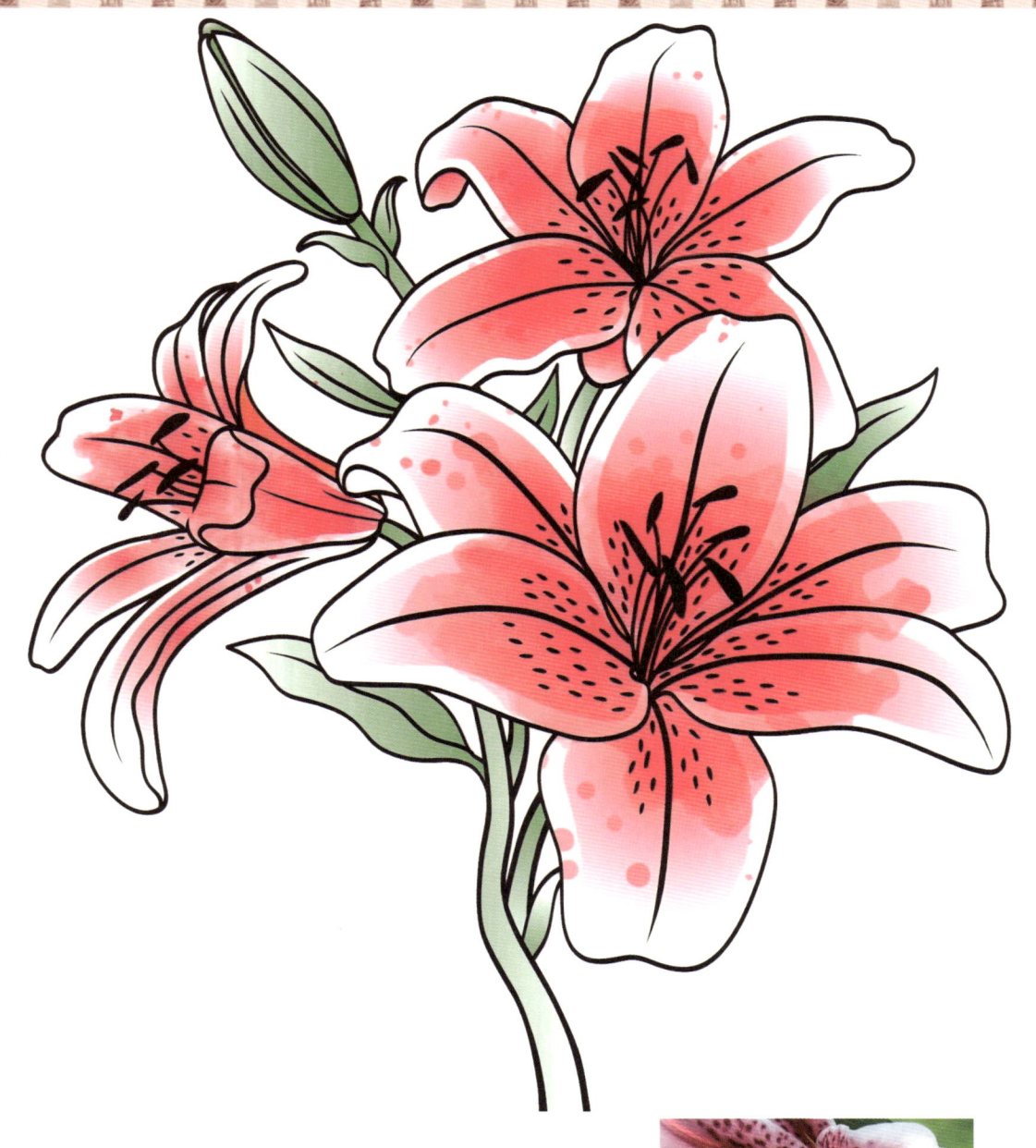

### 큐리

원 산 지 : 지중해 동부
개화 시기 : 5～7월
참고 사항 : 큐리(Curly)는 꽃잎의 테두리가 흰색으로 되어 있는 분홍색의 백합 종을 일컫는다. 관상용으로 인기가 높다.

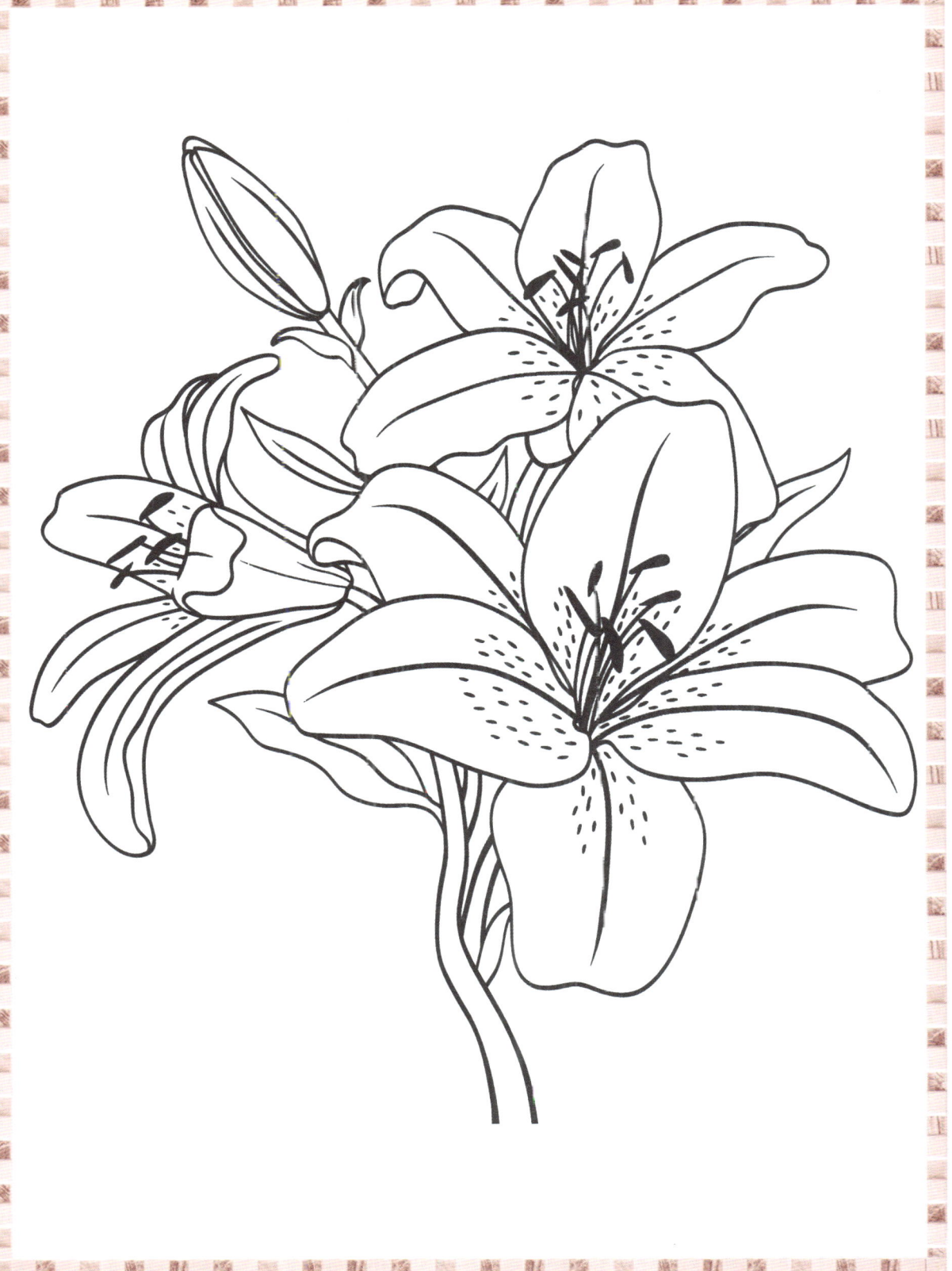

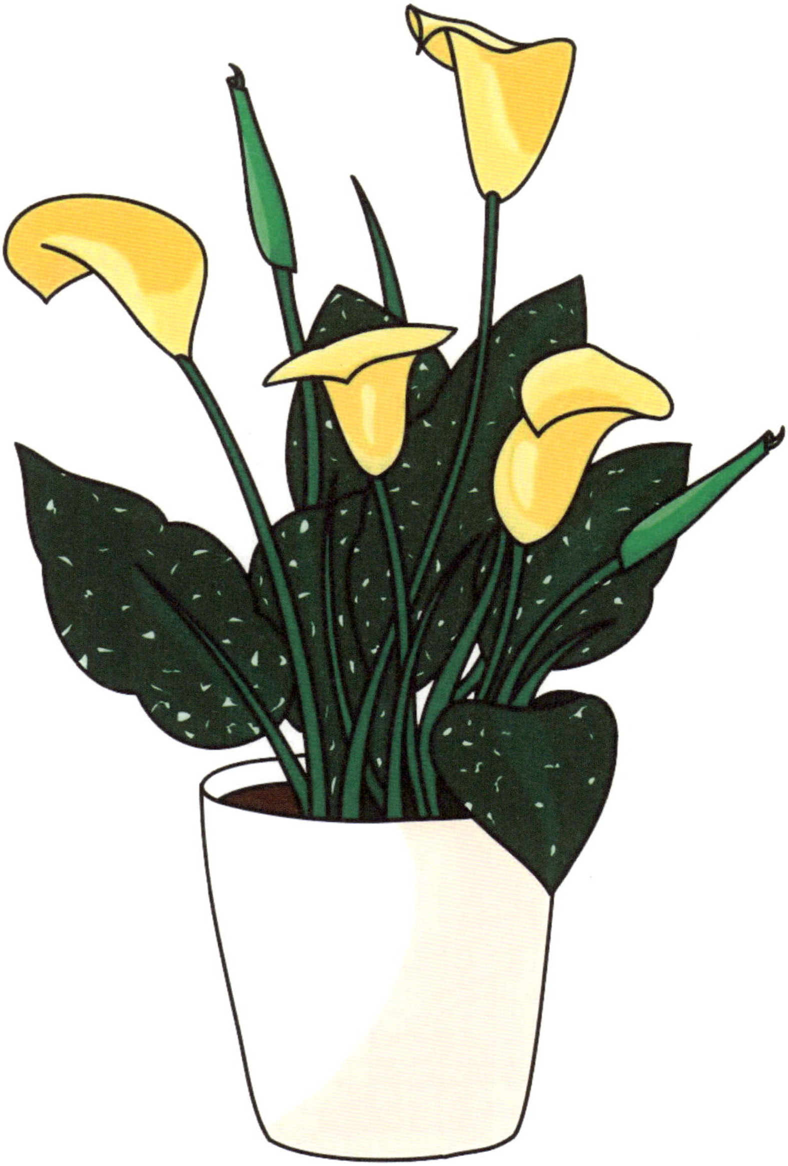

## 노랑칼라

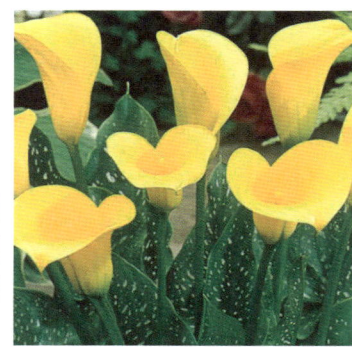

원 산 지 : 남아프리카
개화 시기 : 5~8월
참고 사항 : 반짝이는 노란색의 매혹적인 꽃은 실제로는 잎이 변형된 것으로, 시들면 잎 색깔과 거의 같아져 구분이 모호하게 된다. 잎의 표면에는 흰색의 작은 점 무늬가 산재되어 있다

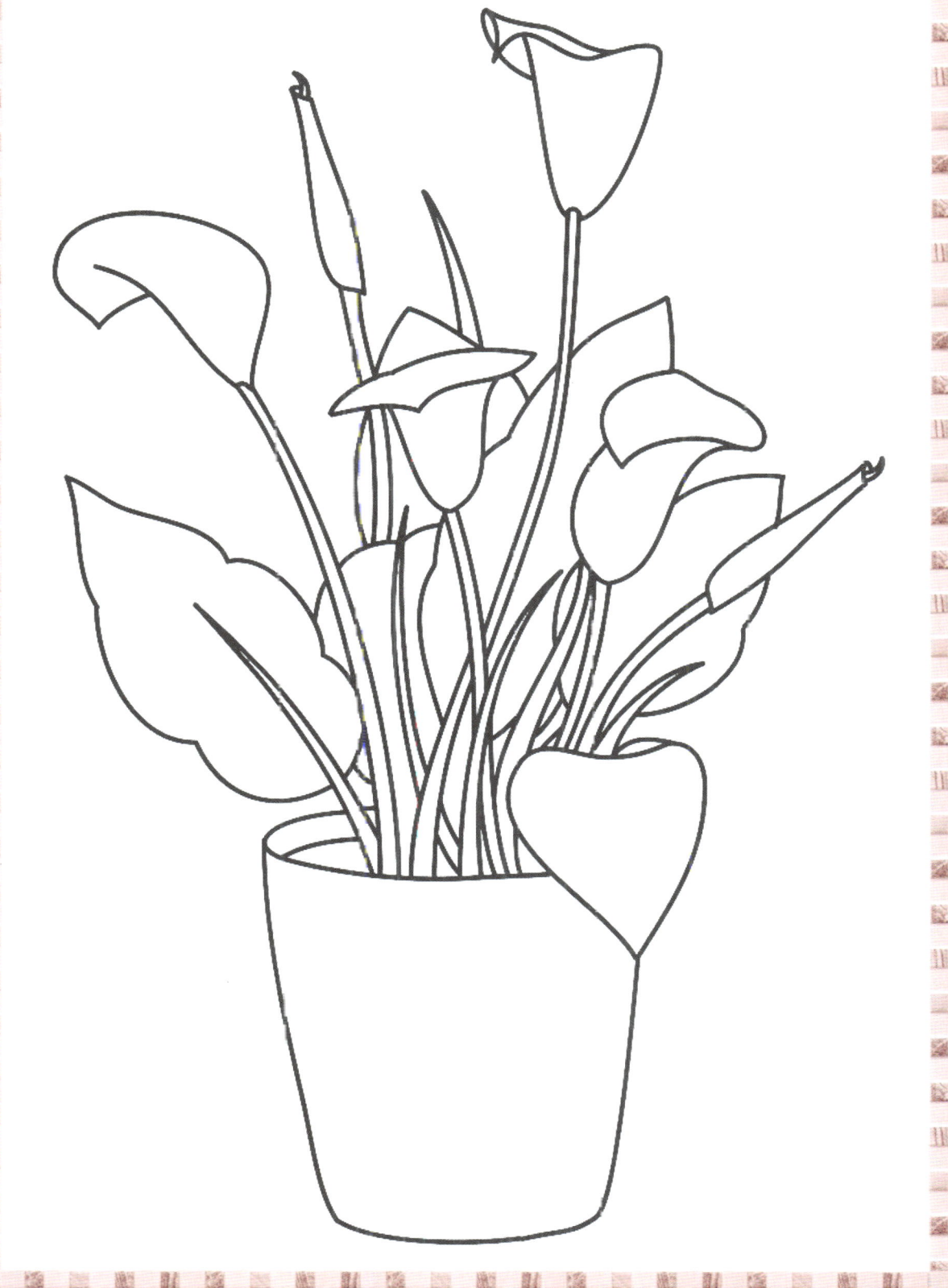

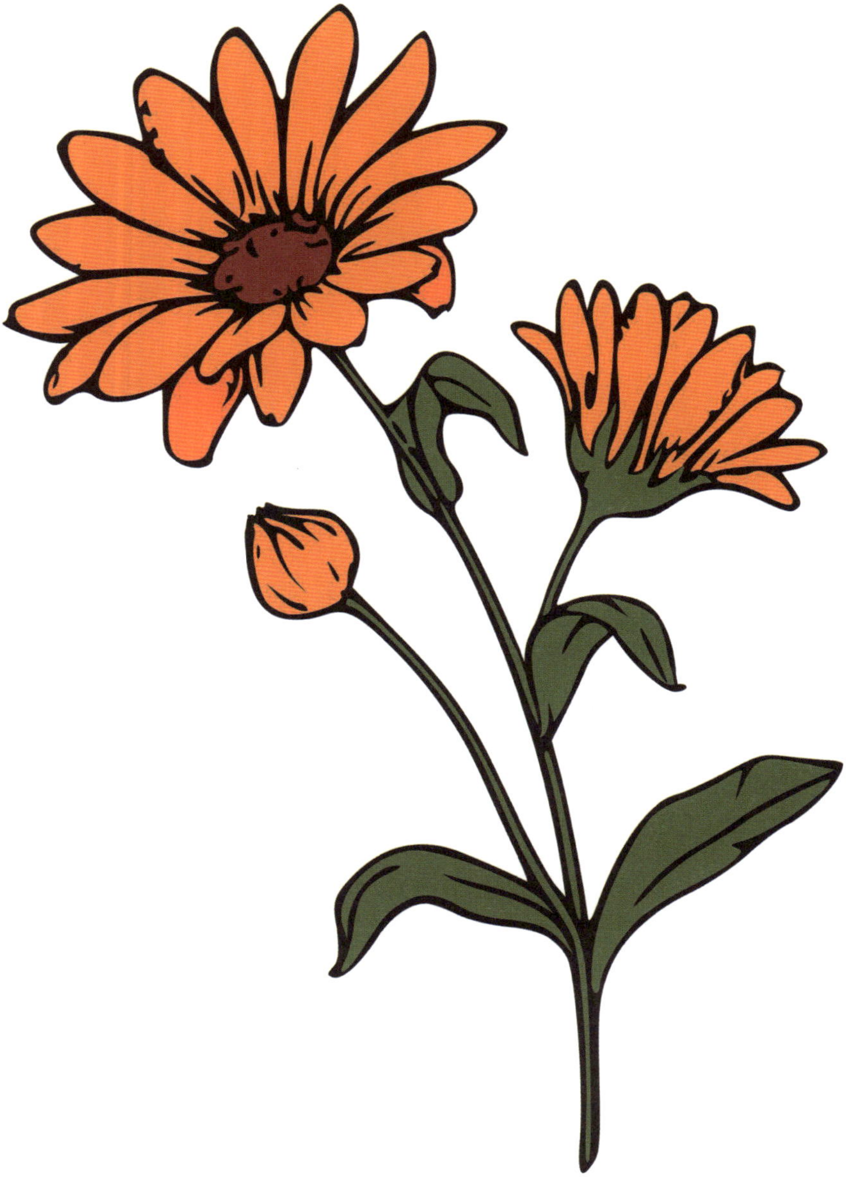

## 카렌둘라(금잔화)

원 산 지 : 남유럽, 지중해
개화 시기 : 7~8월
참고 사항 : 꽃의 색은 주황색으로 향기가 독특하며, 악취도 약간 있다. 꽃과 잎은 차나 약재로도 많이 쓰인다.

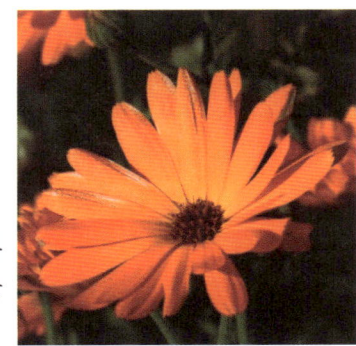

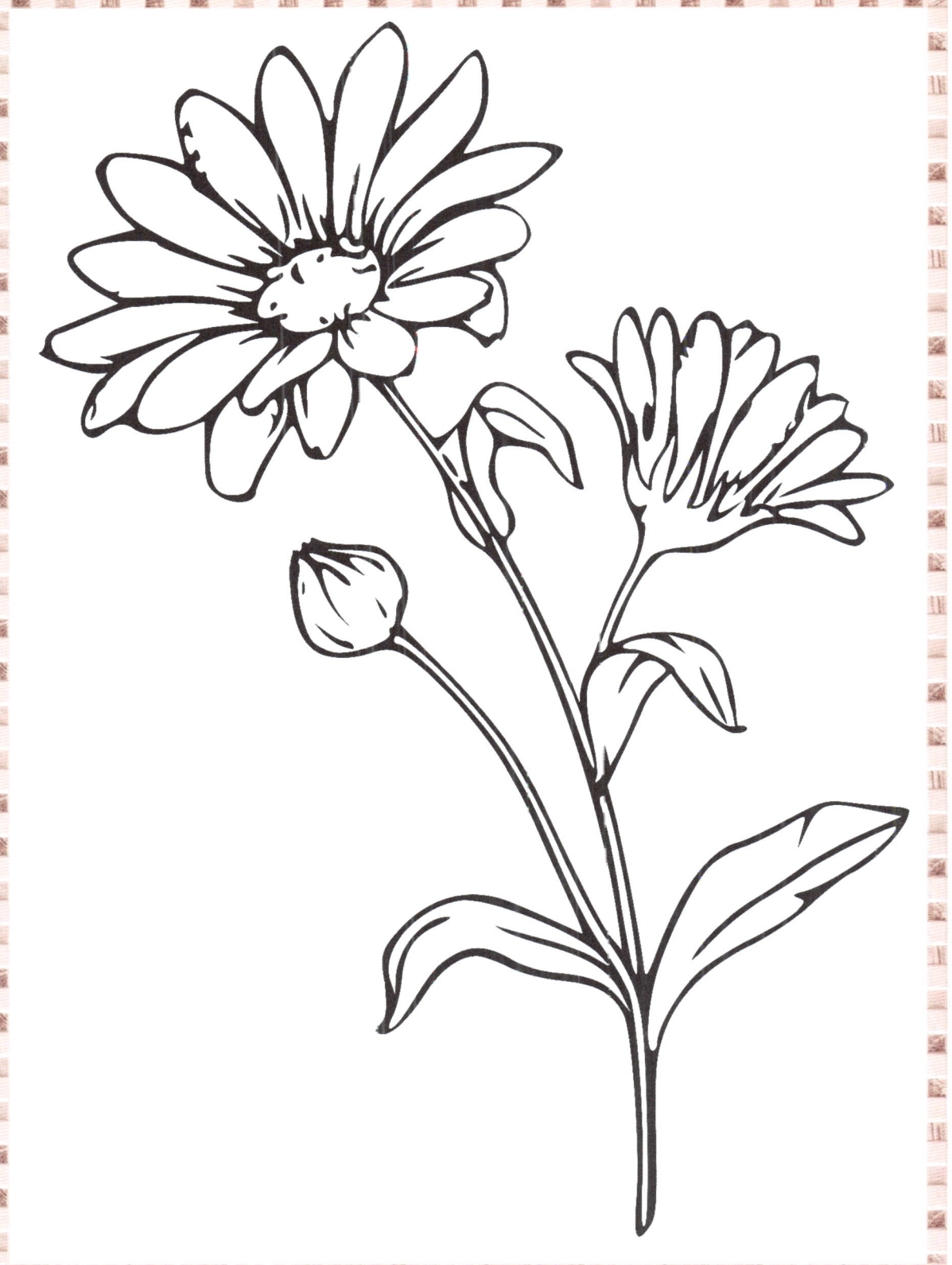

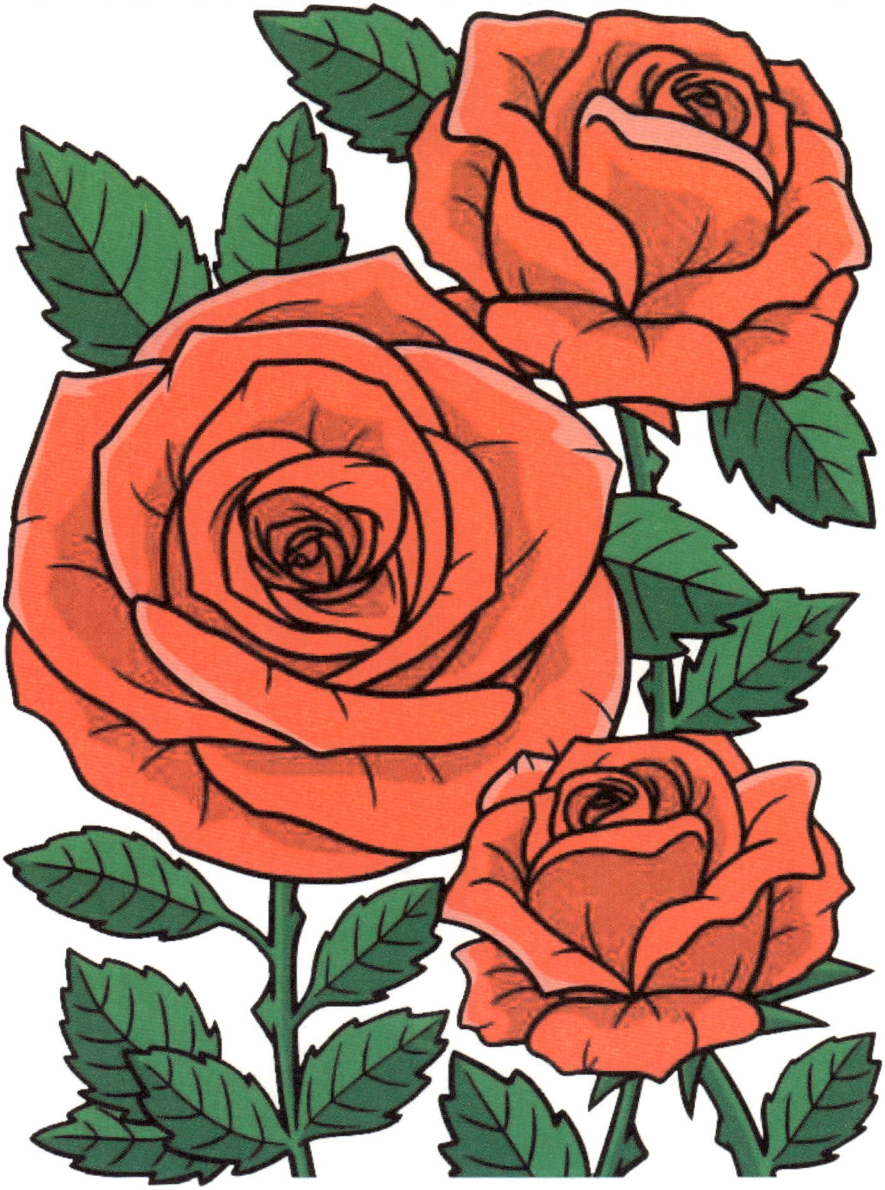

## 장미

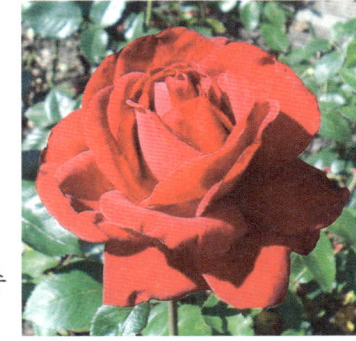

원 산 지 : 서아시아
개화 시기 : 5~6월
참고 사항 : 장미는 한국인이 가장 좋아하는 꽃 중 1위(32%)로 꼽힌다.

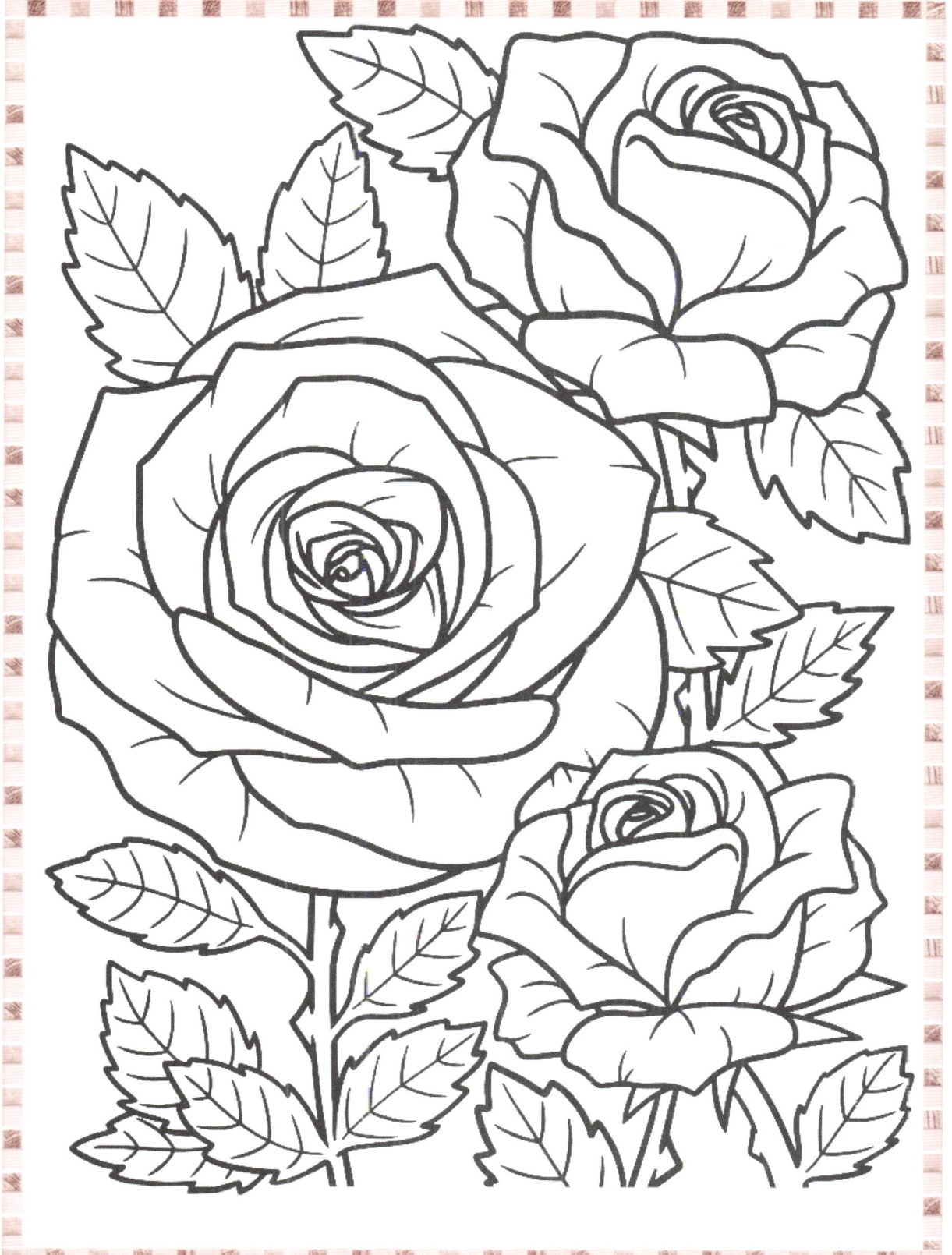

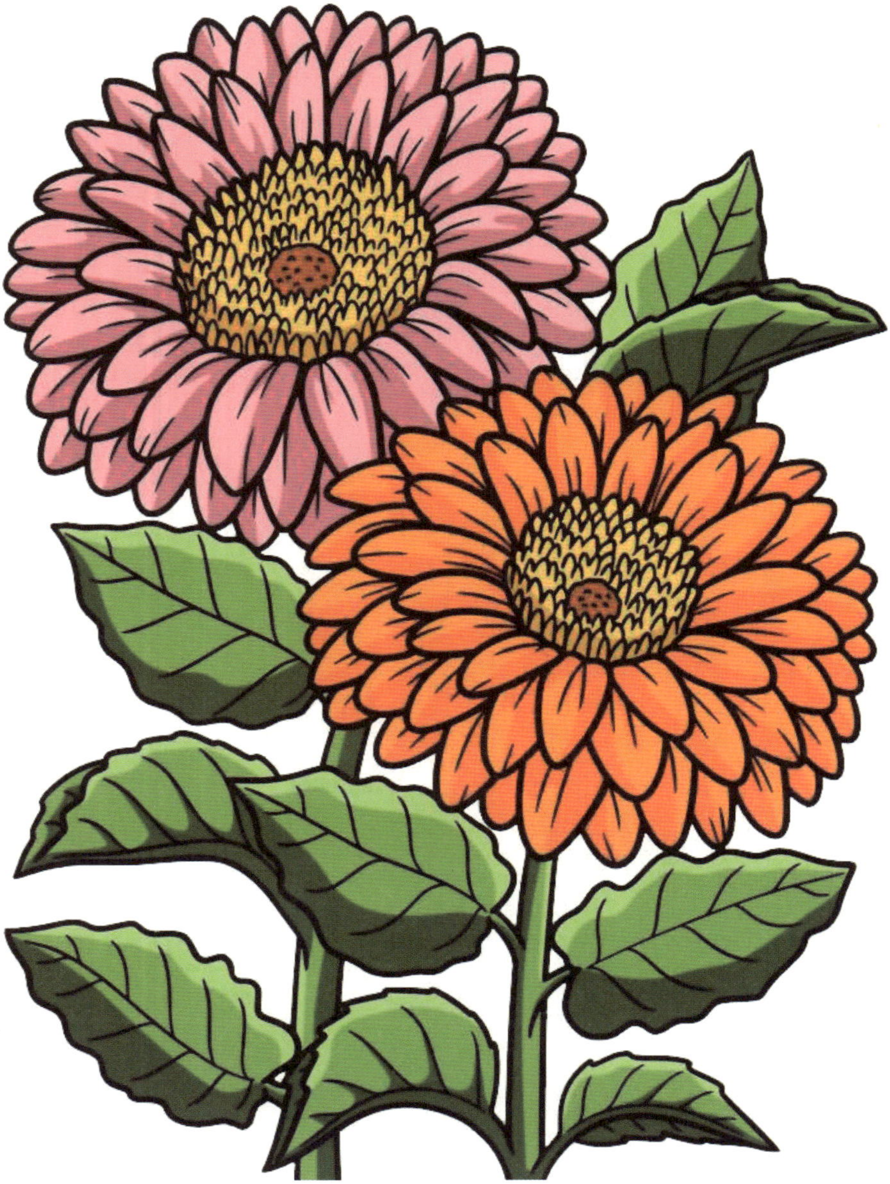

### 거베라

원 산 지 : 아시아·아프리카의 온대 및 열대
개화 시기 : 5~11월
참고 사항 : 국화과에 속하며 더위와 추위에 모두 강하고 꽃의 색도 다양하다. 꽃이 오래 피어 있어서 화단이나 화분, 부케, 꽃꽂이에도 많이 쓰인다.

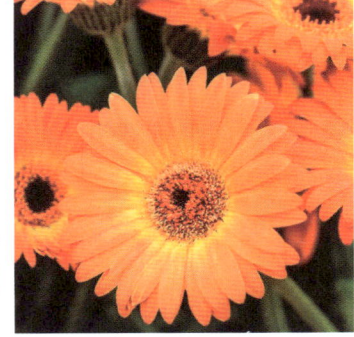

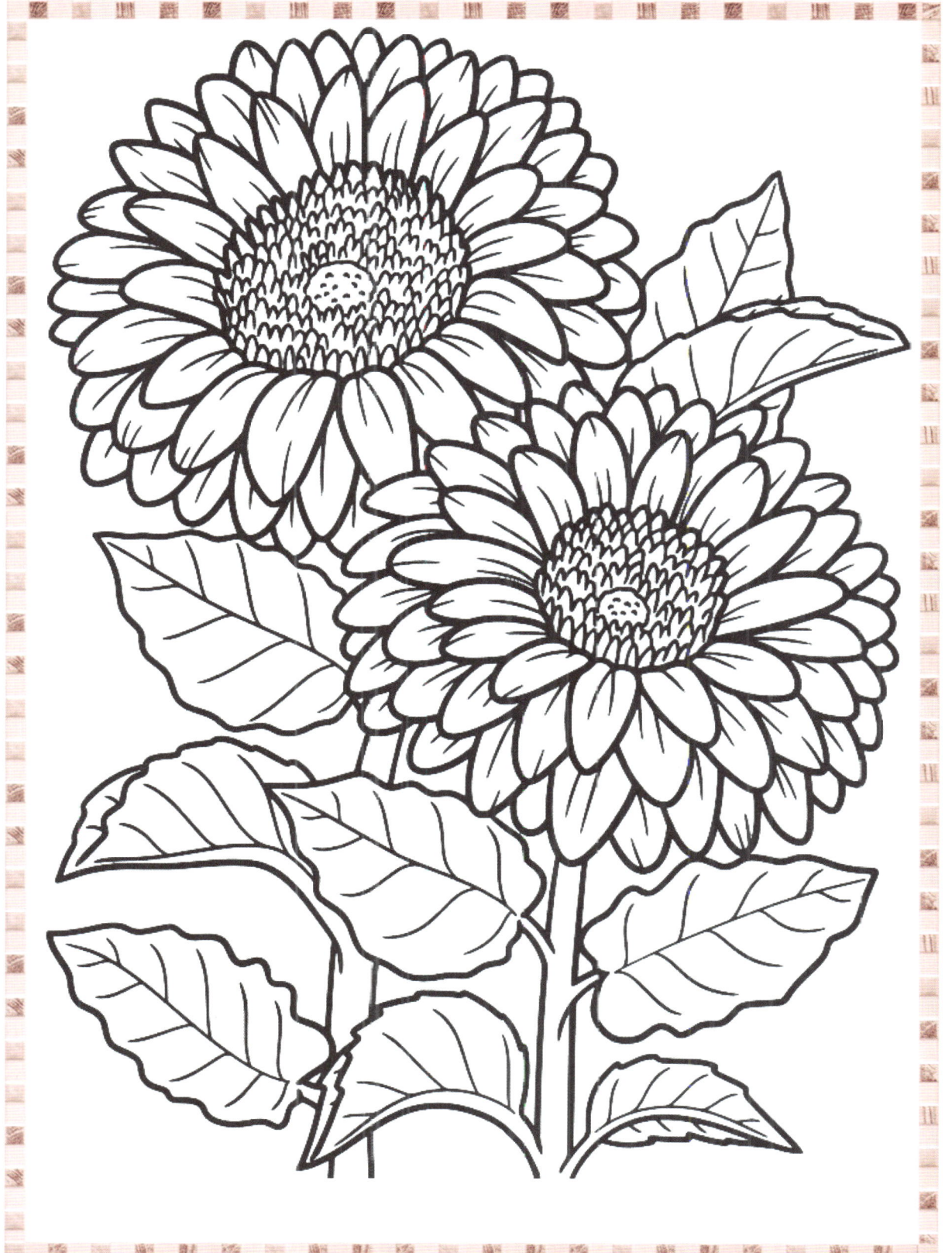

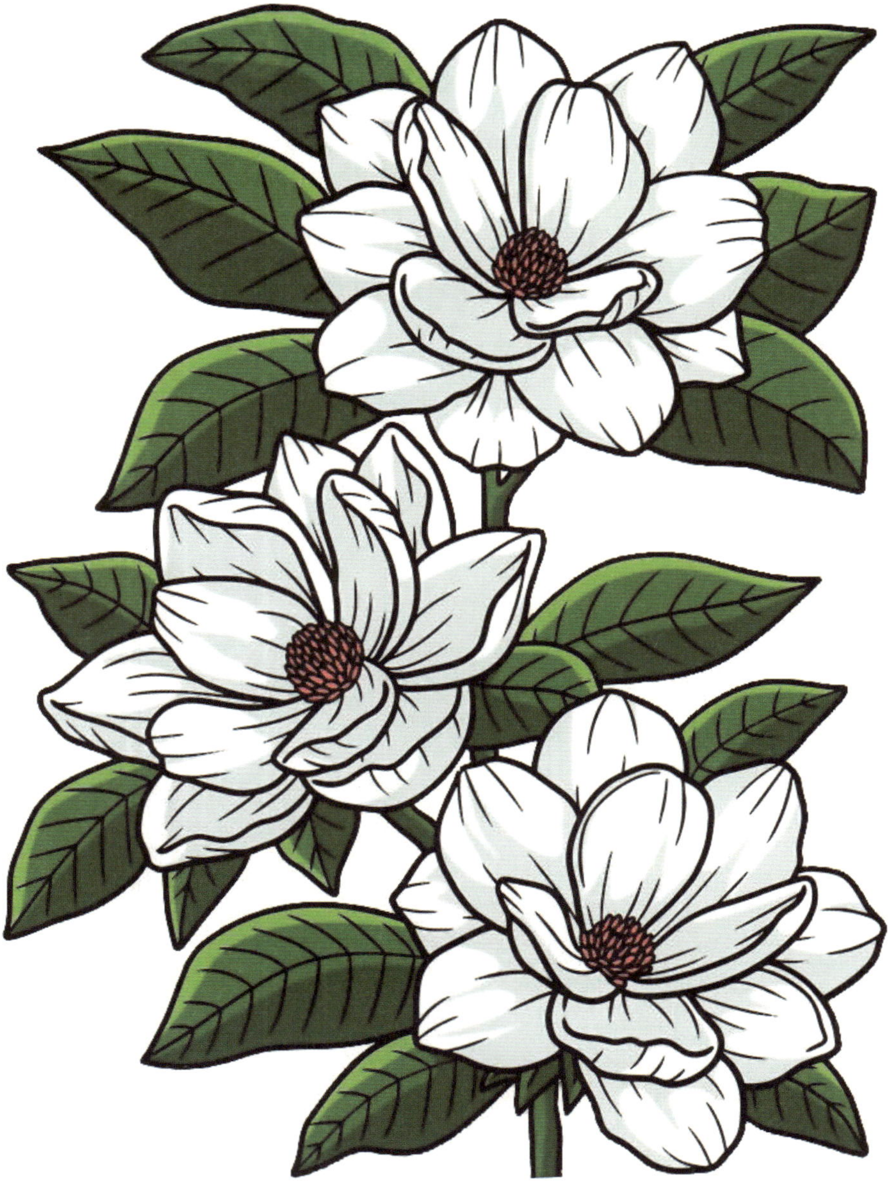

## 백목련

원 산 지 : 중국
개화 시기 : 3월~4월
참고 사항 : 대부분의 사람이 목련으로 알고 있는 것은 중국이 원산지인 '백목련'이다. 목련은 제주도 한라산에서 자생하는 종으로 꽃은 똑같이 흰색이지만, 꽃받침이나 잎의 모양에서 차이가 난다.

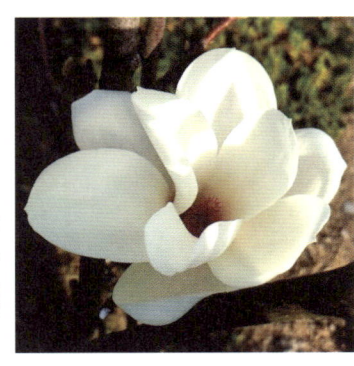

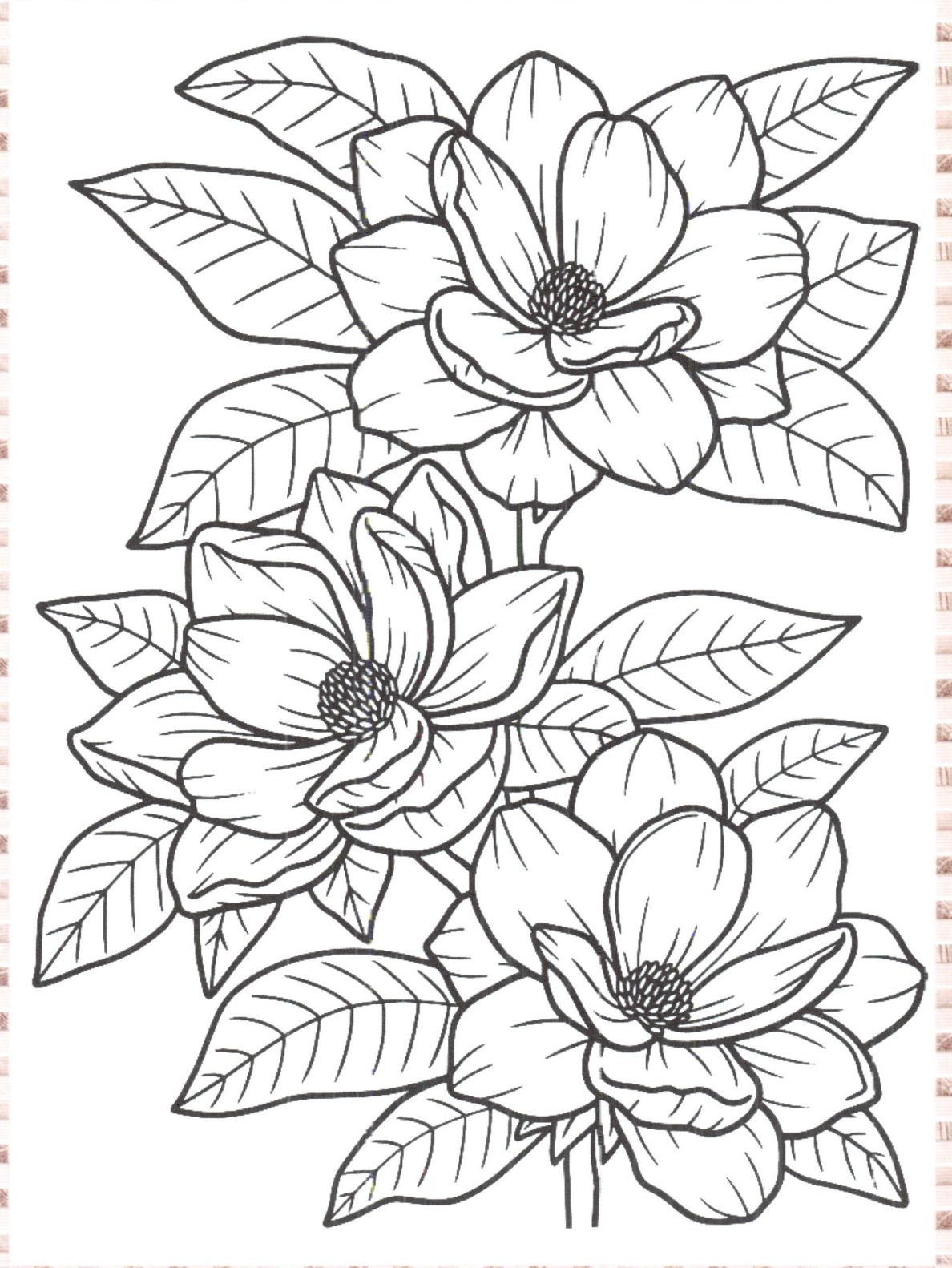

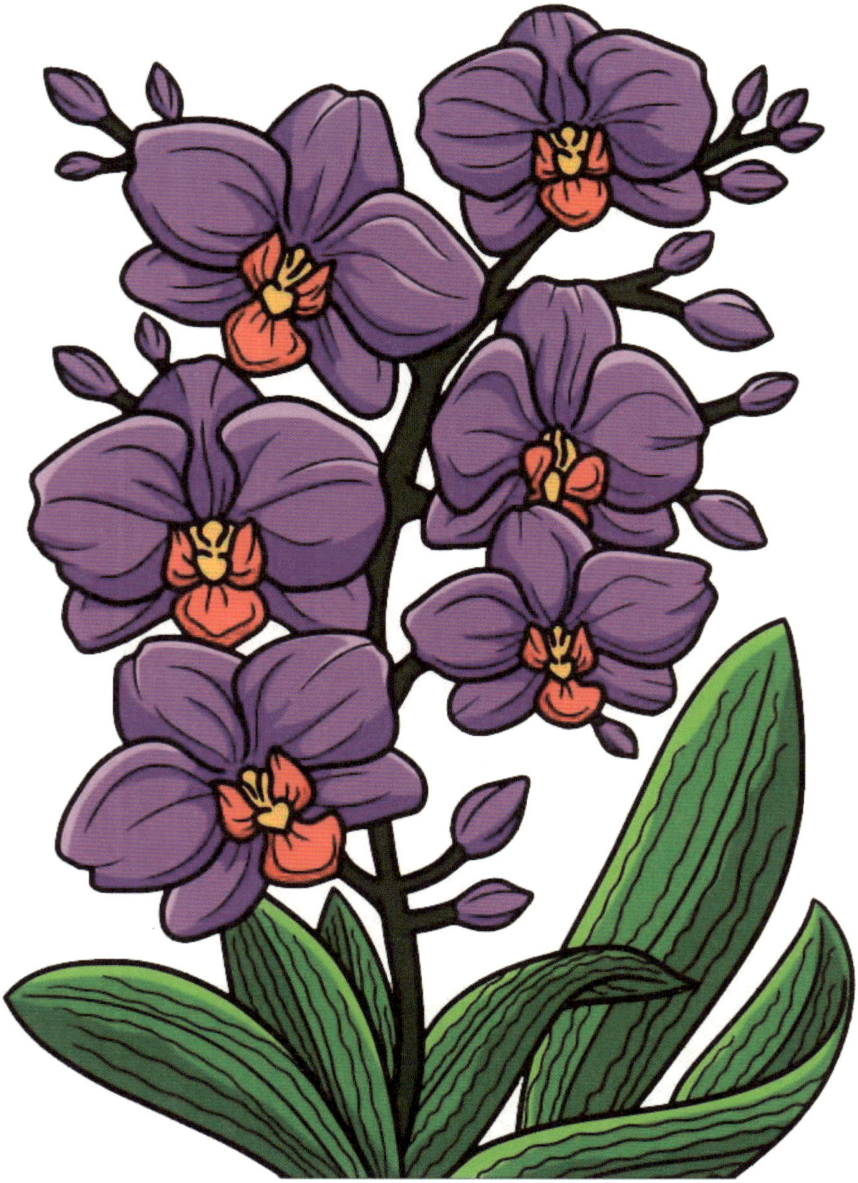

## 난초

원 산 지 : 동, 서양 각지
개화 시기 : 종류에 따라 다양
참고 사항 : 난초는 생존력과 번식력이 대단한 식물이다. 양극 지방을 제외하고는 전 세계에서 자라난다. 세계에 약 700속 2만5천 종이 알려져 있고, 한국 자생종은 39속 84종이다.

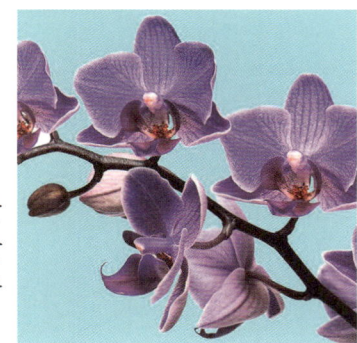

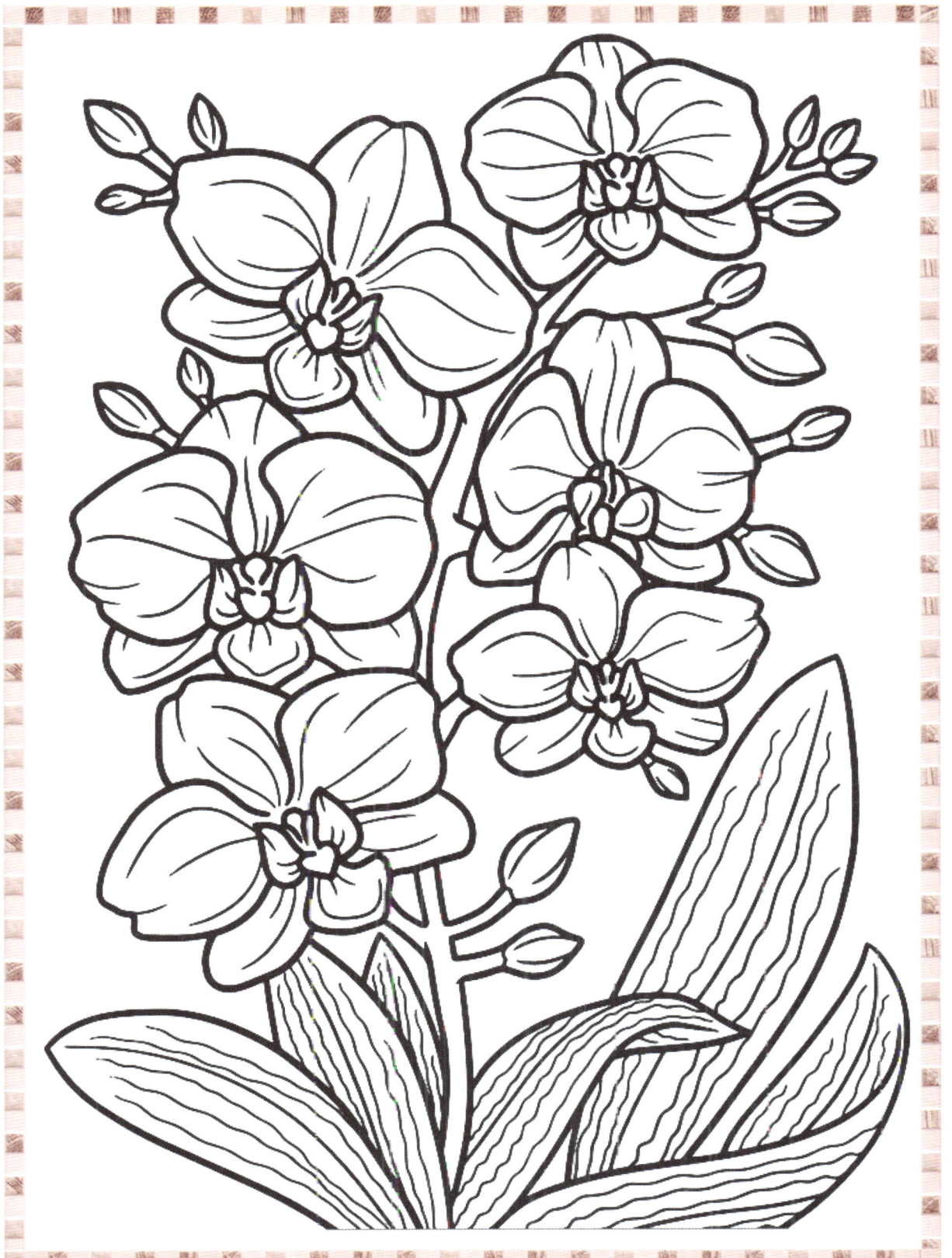

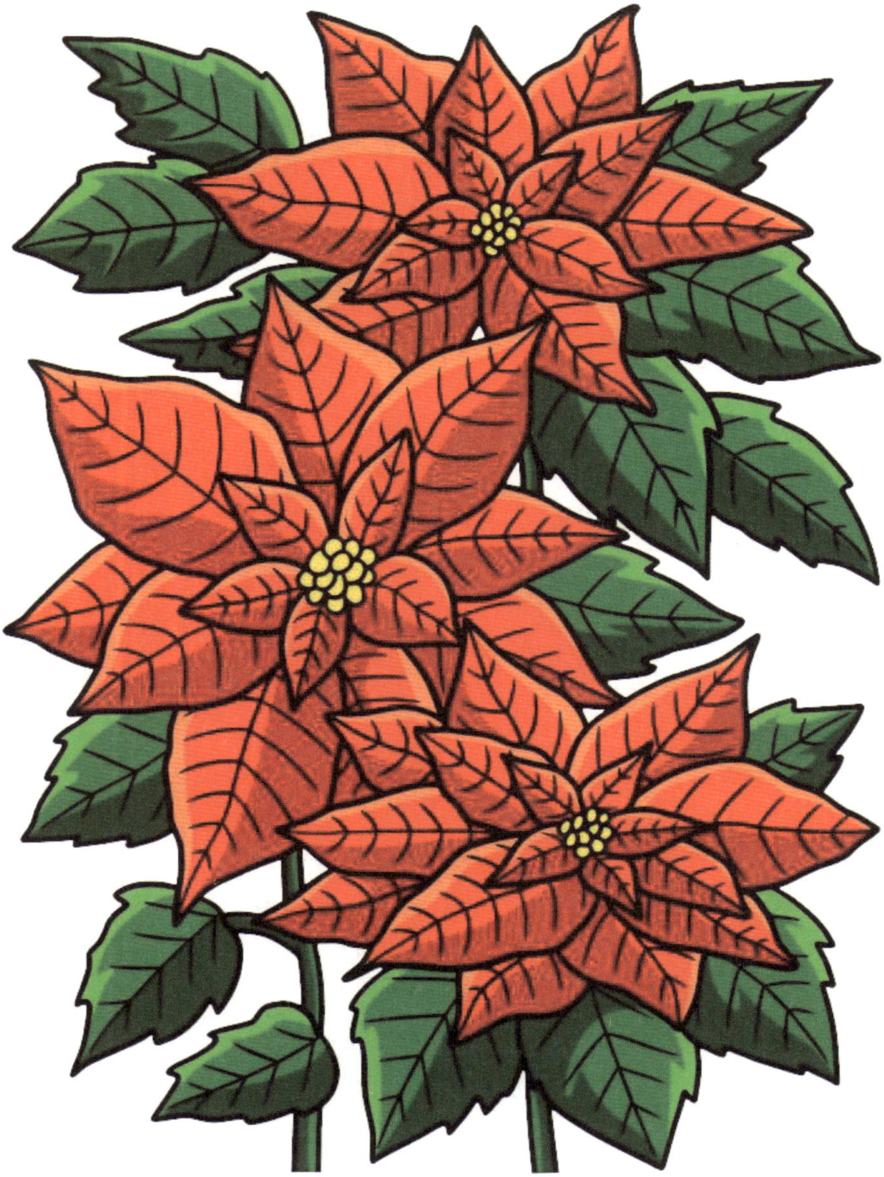

## 포인세티아

원 산 지 : 멕시코
개화 시기 : 12월
참고 사항 : 꽃처럼 보이는 붉은 부분은 사실 잎이다. 정작 꽃은 붉은 잎들 가운데 있는 작은 돌기들이다. 꽃잎과 암술, 수술이 그 돌기 안에 함께 있는 것이다.

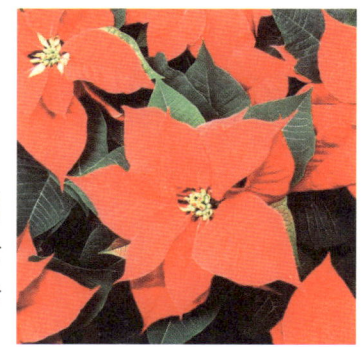

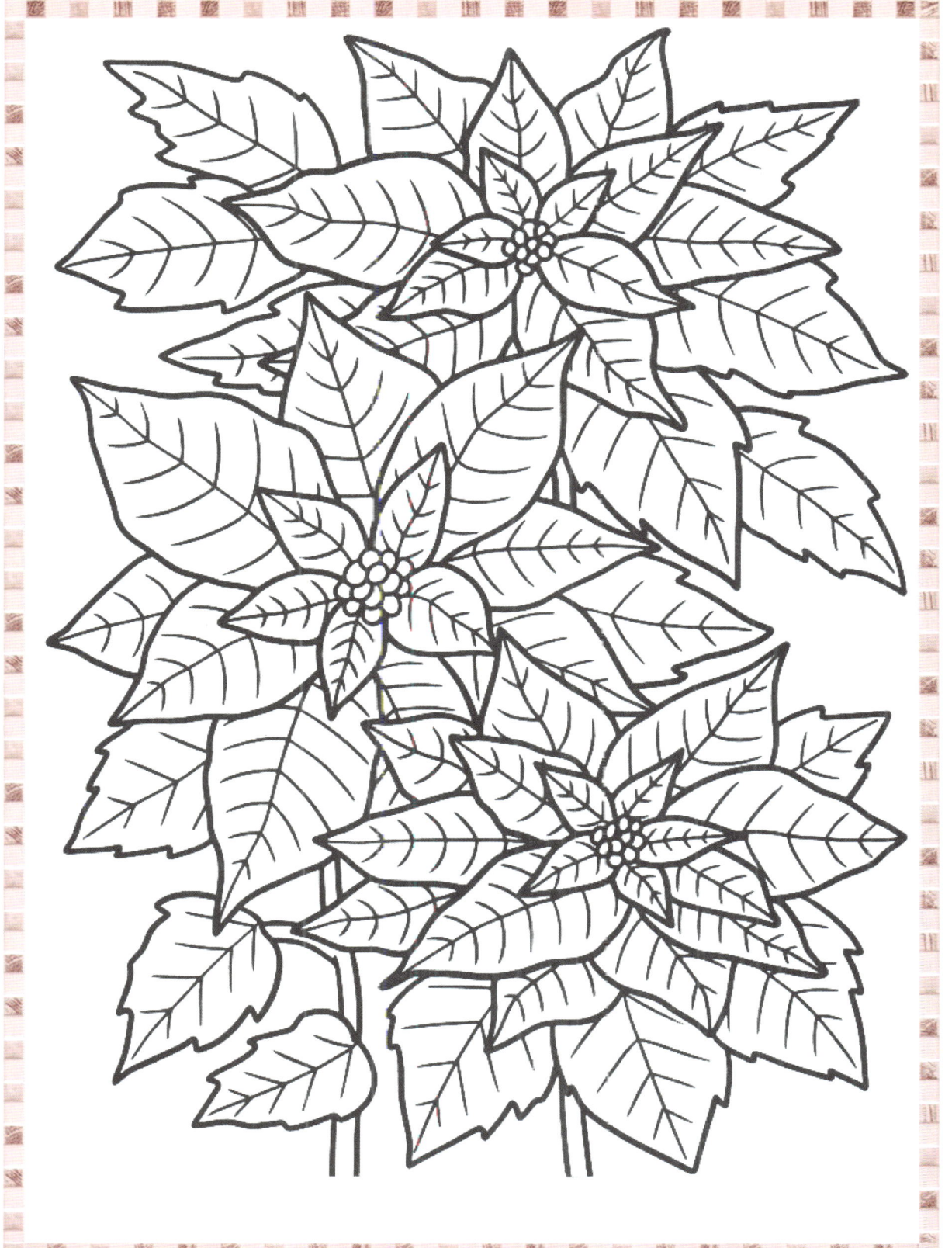

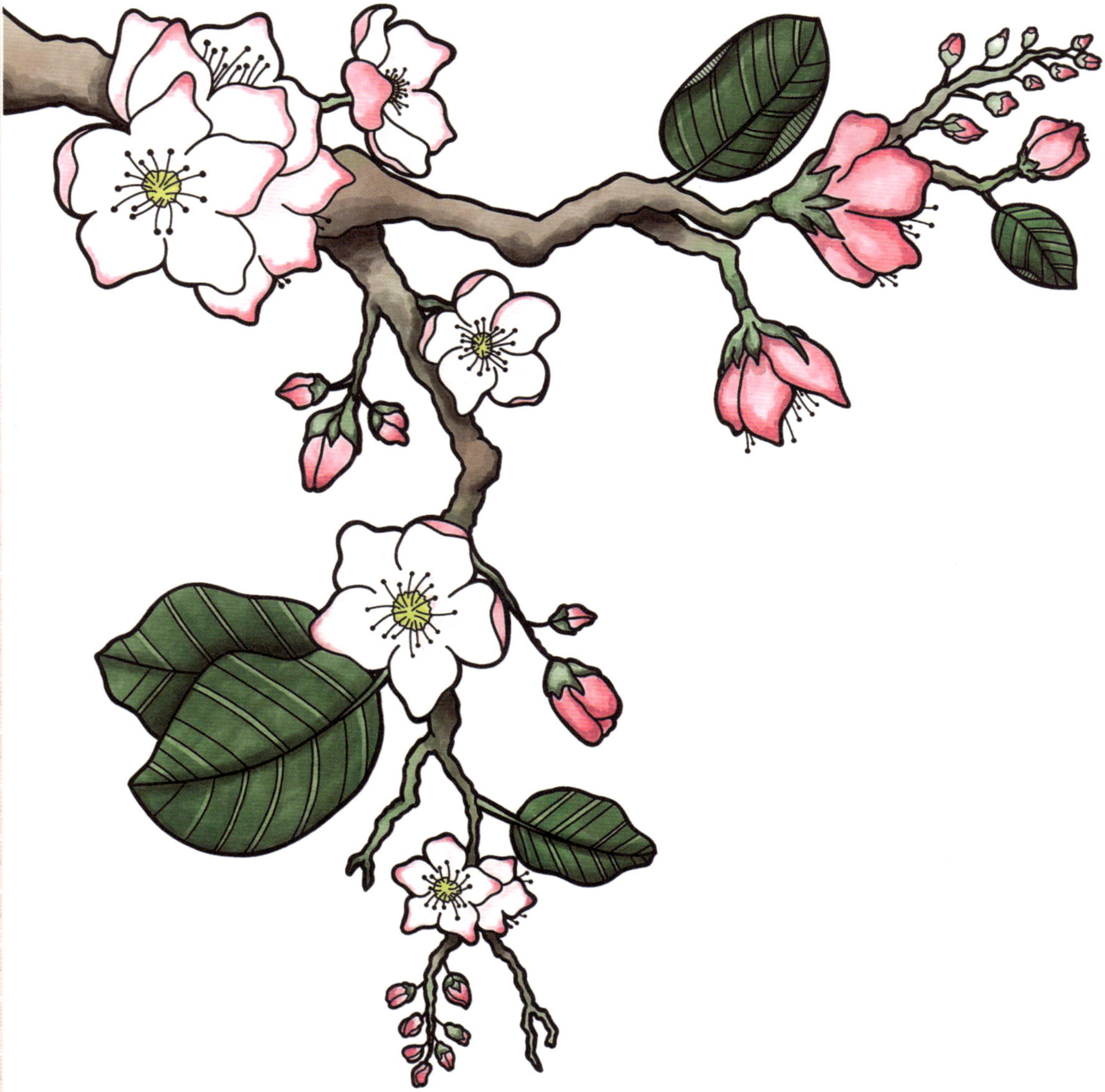

### 사과꽃

원 산 지 : 서남아시아
개화 시기 : 4~5월
참고 사항 : 흰색 또는 연분홍색 꽃 5~7개가 짧은 가지 끝에 달린다. 꽃잎은 5장, 타원형이다.

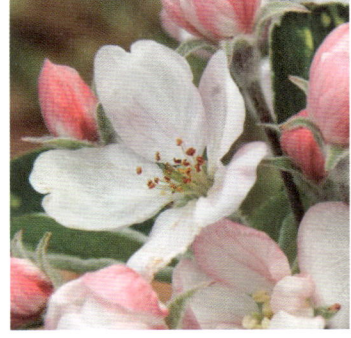

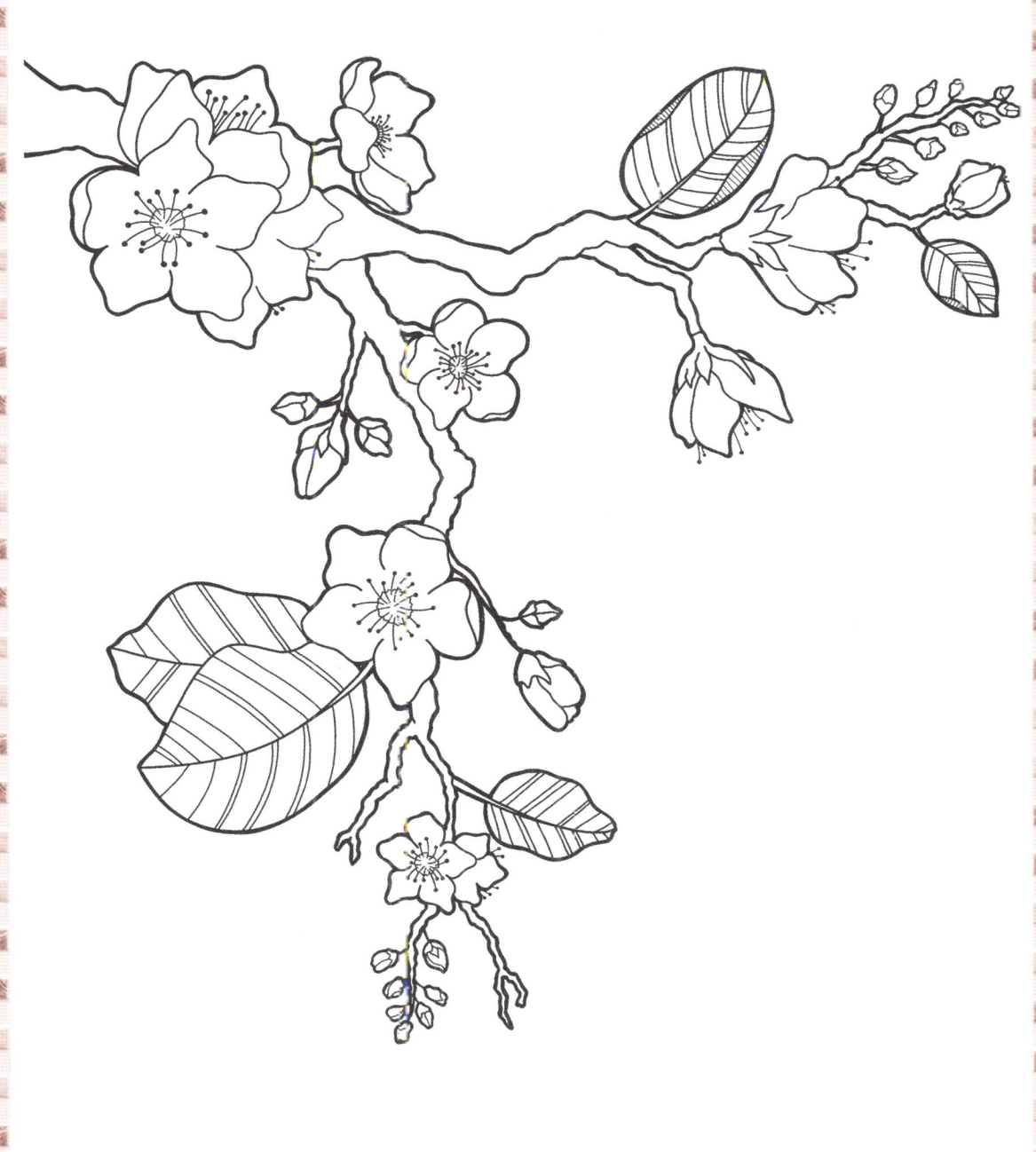

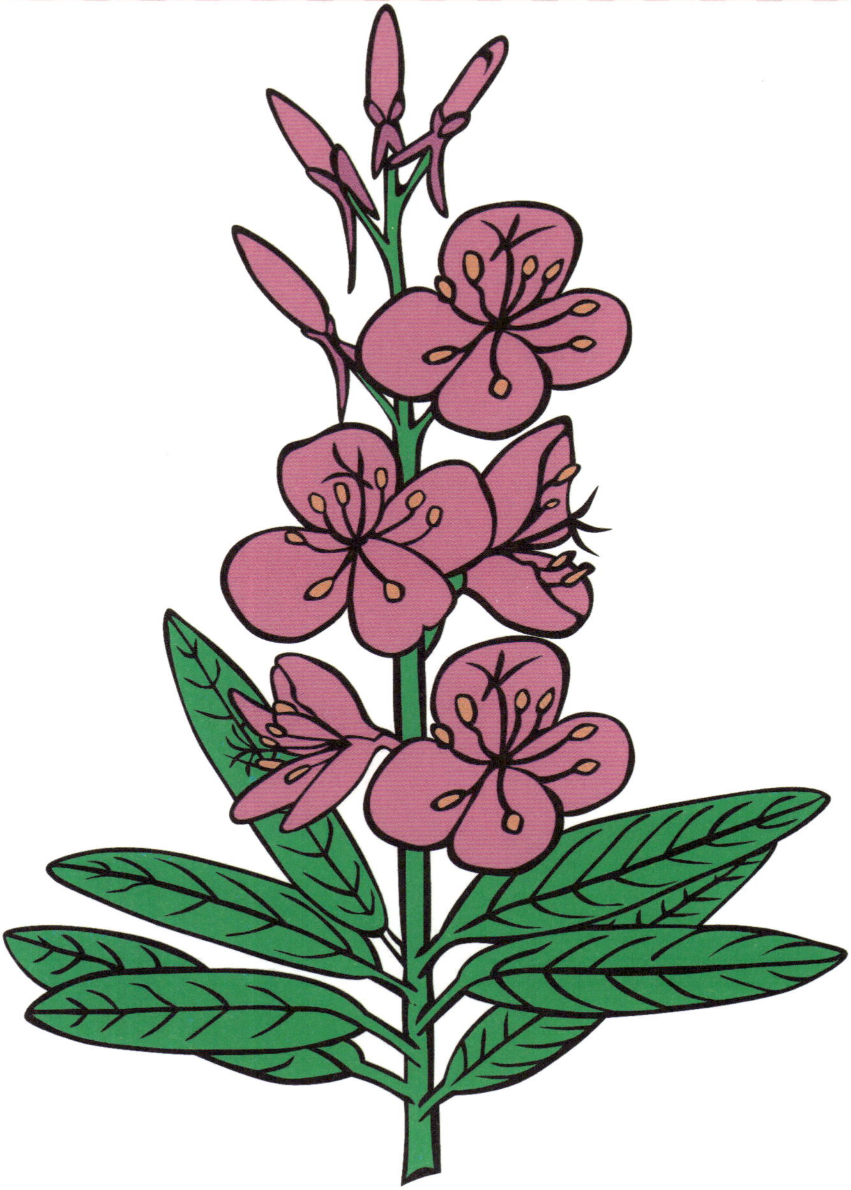

## 분홍바늘꽃

원 산 지 : 북아메리카
개화 시기 : 7~8월
참고 사항 : 우리나라 각처의 들과 산 등지에서 만날 수 있다. 4개의 꽃잎 모습도 나비 날개처럼 보이고, 바람에 살랑살랑 흔들리는 모습도 나비처럼 보여서 나비바늘꽃이라고도 부른다.

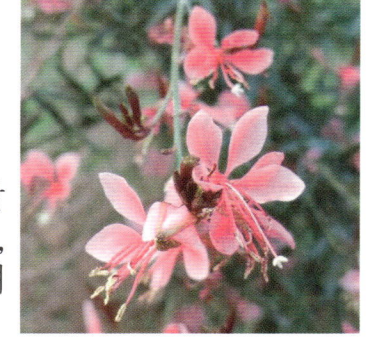

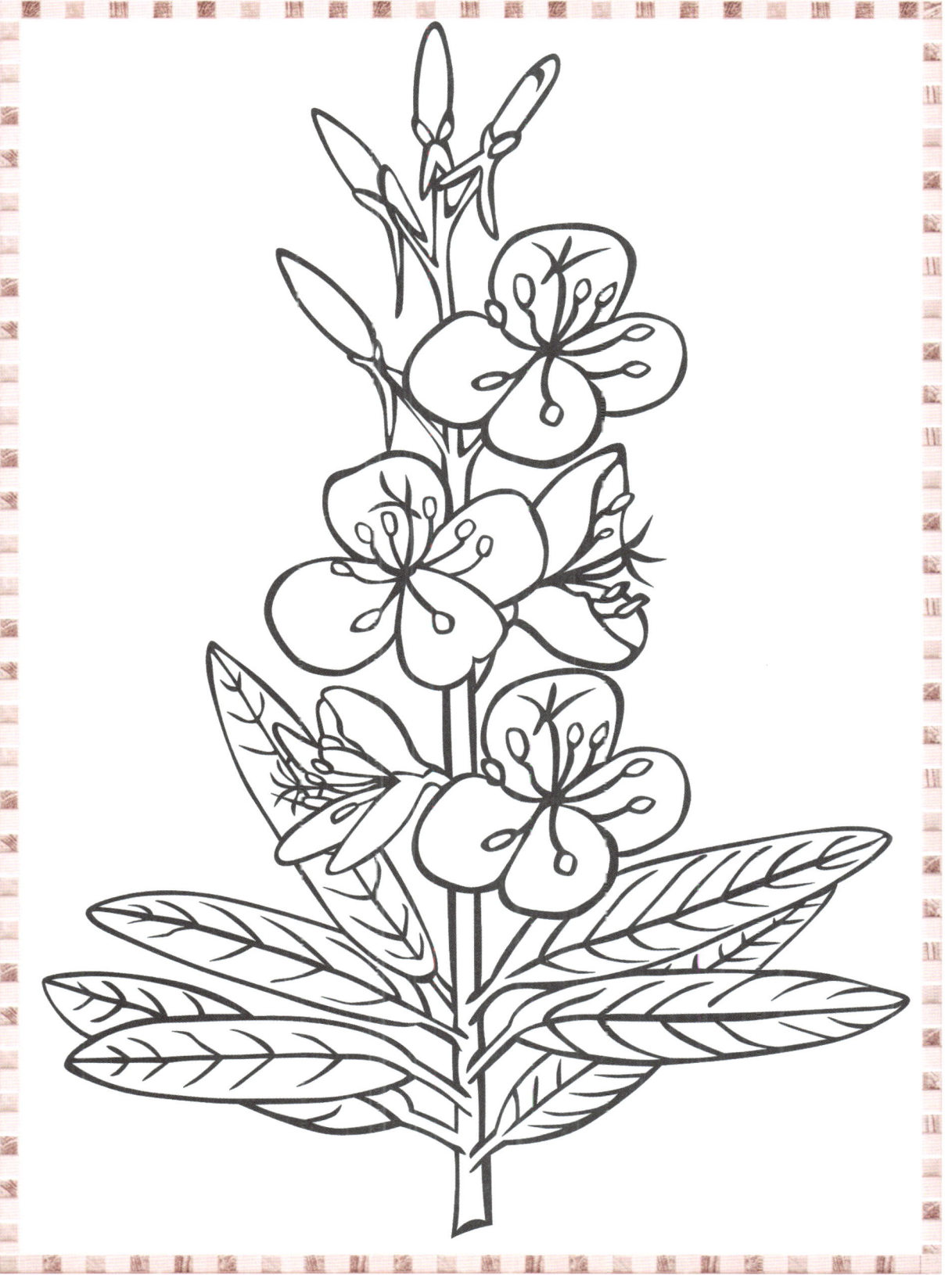

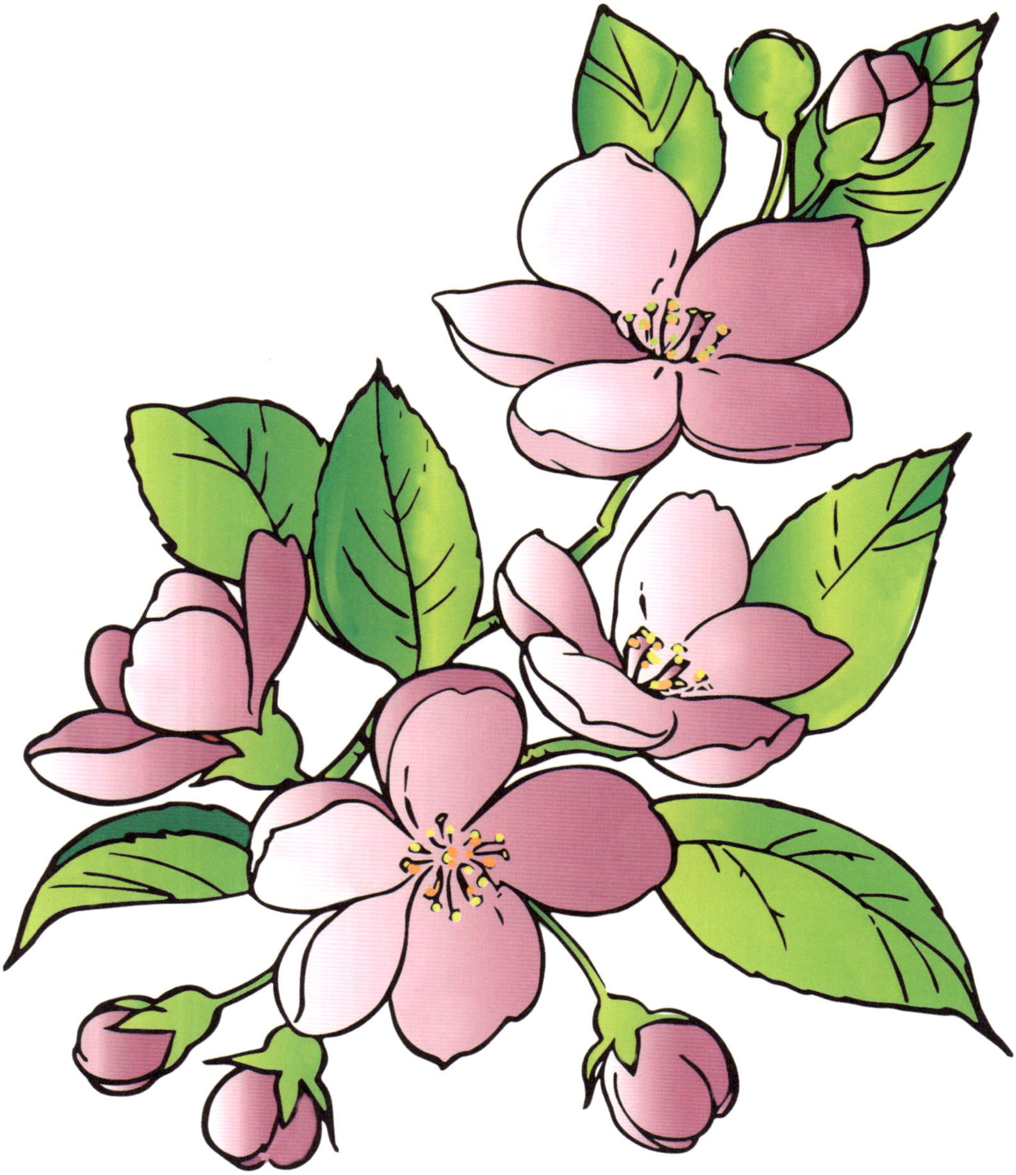

## 벚꽃

원 산 지 : 인도, 히말라야, 한국, 일본, 중국 등
개화 시기 : 4~5월
참고 사항 : 벚꽃은 예전부터 우리나라에서 자생해 왔으며, 활 등을 만드는 용도로 다양하게 사용됐다. 합천 해인사 대장경판의 재질도 산벚나무와 돌배나무로 밝혀졌다.

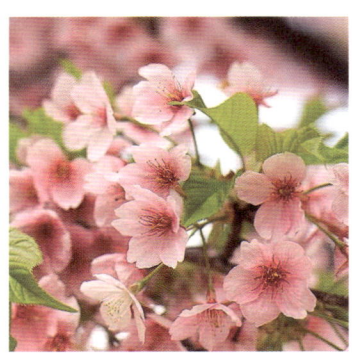

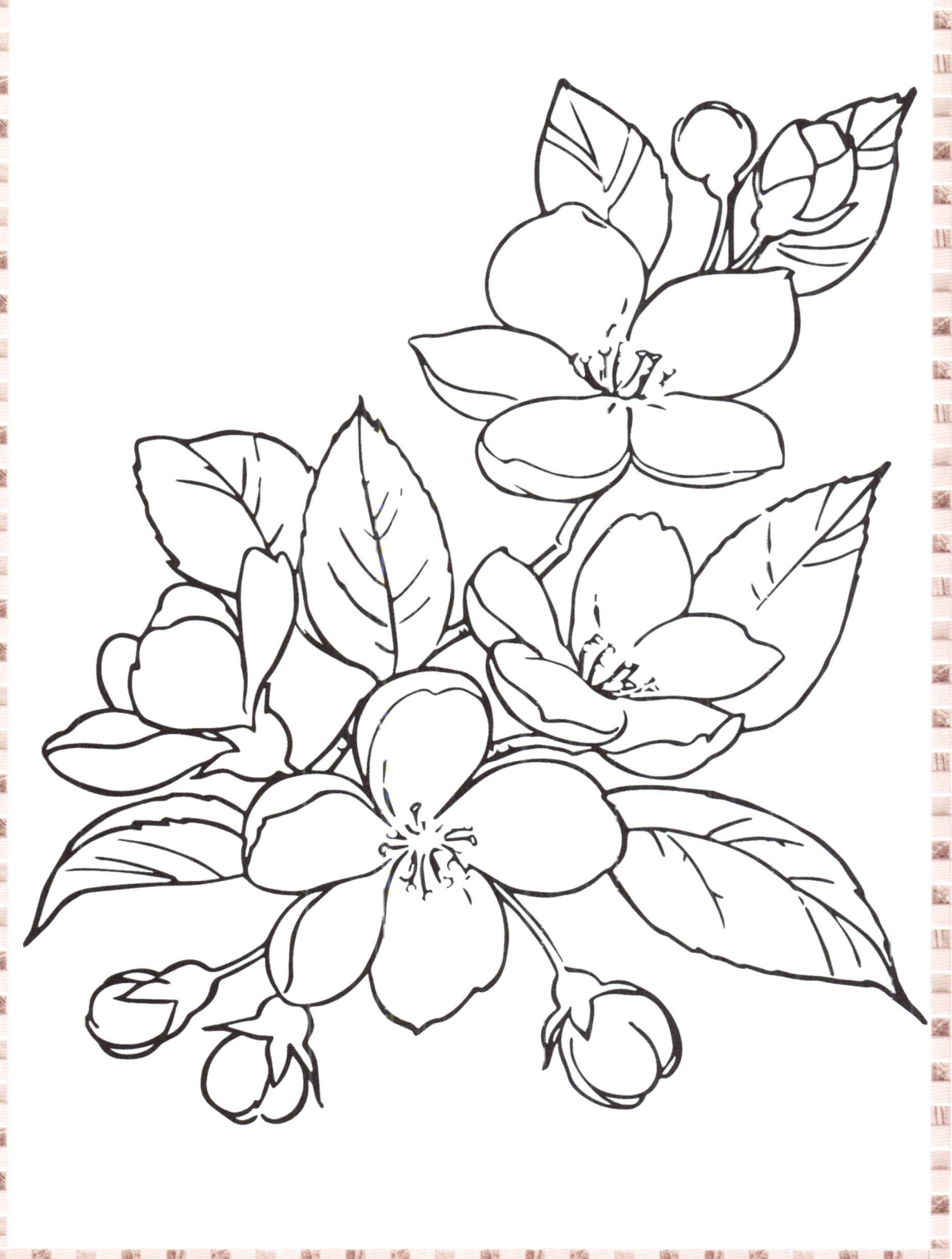

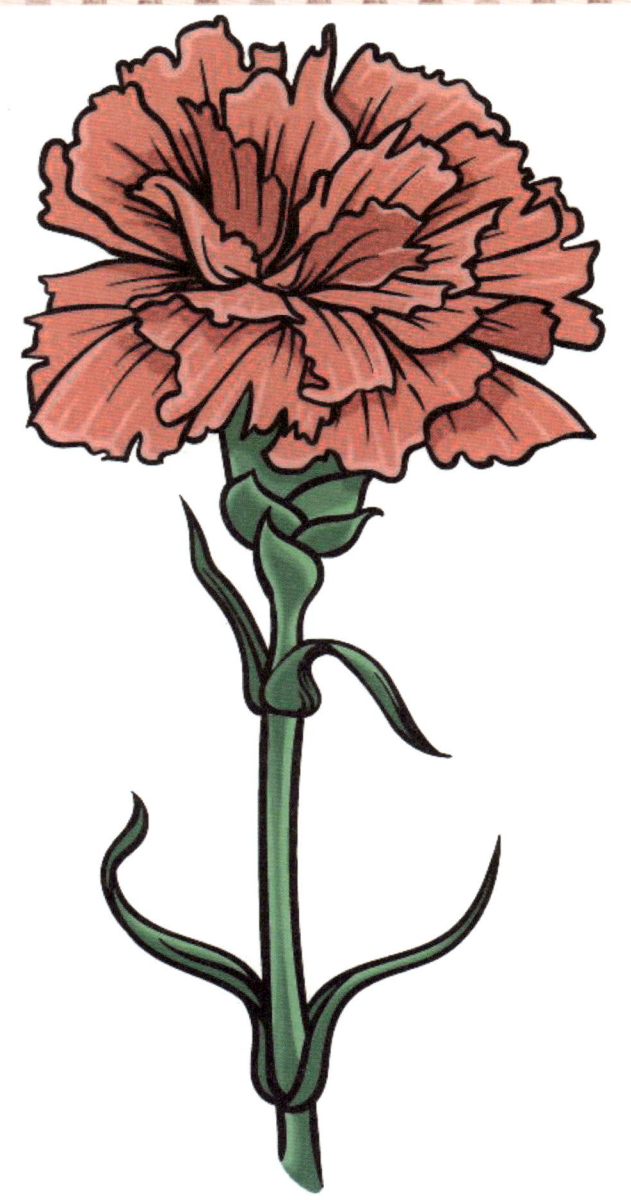

## 카네이션

원 산 지 : 남부 유럽, 서아시아
개화 시기 : 7~8월(온실에서는 연중)
참고 사항 : 1907년 미국의 안나 자비스라는 여성이 자신의 어머니를 추모하려고 교회에서 흰 카네이션을 교인들에게 나누어 준 이후, 카네이션은 어머니에 대한 사랑을 상징하는 꽃이 되었다.

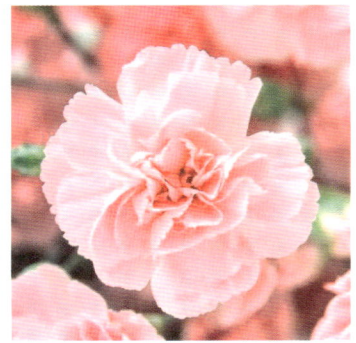

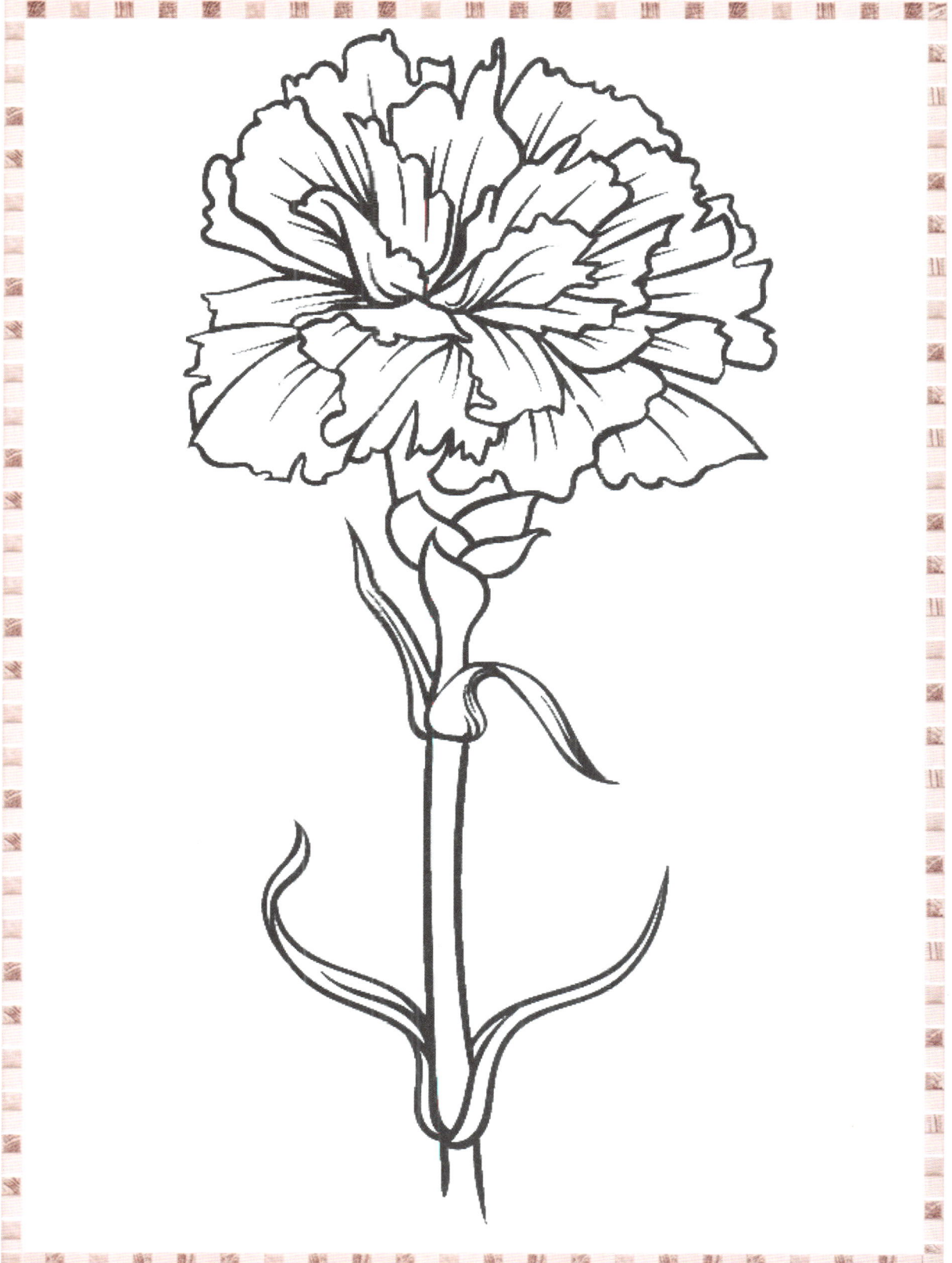

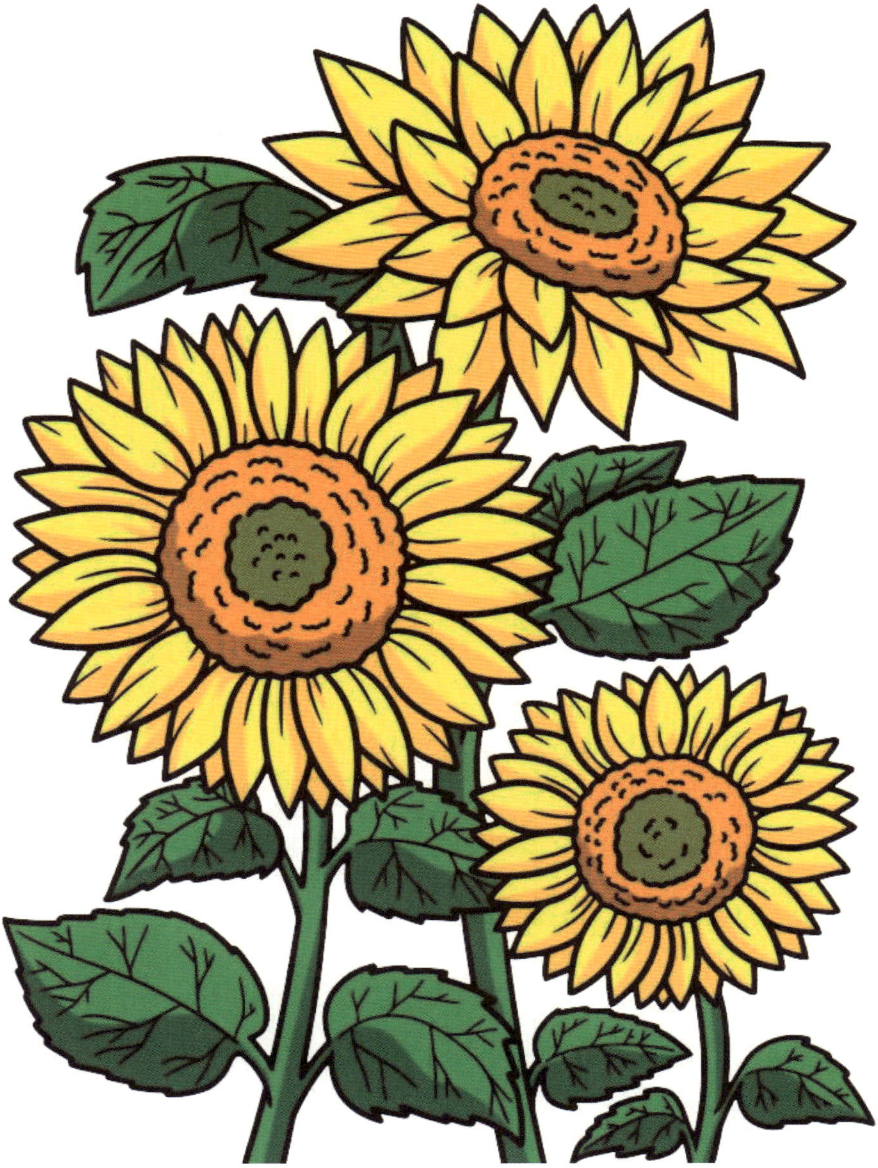

## 해바라기

원 산 지 : 중앙아메리카
개화 시기 : 8~9월
참고 사항 : 콜럼버스가 아메리카대륙을 발견한 다음 유럽에 알려졌으며, '태양의 꽃' 또는 '황금꽃'이라고 부르게 되었다. 페루의 국화(國花)이고, 미국 캔자스주의 주화(州花)이기도 하다.

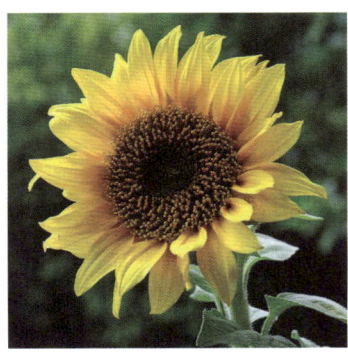

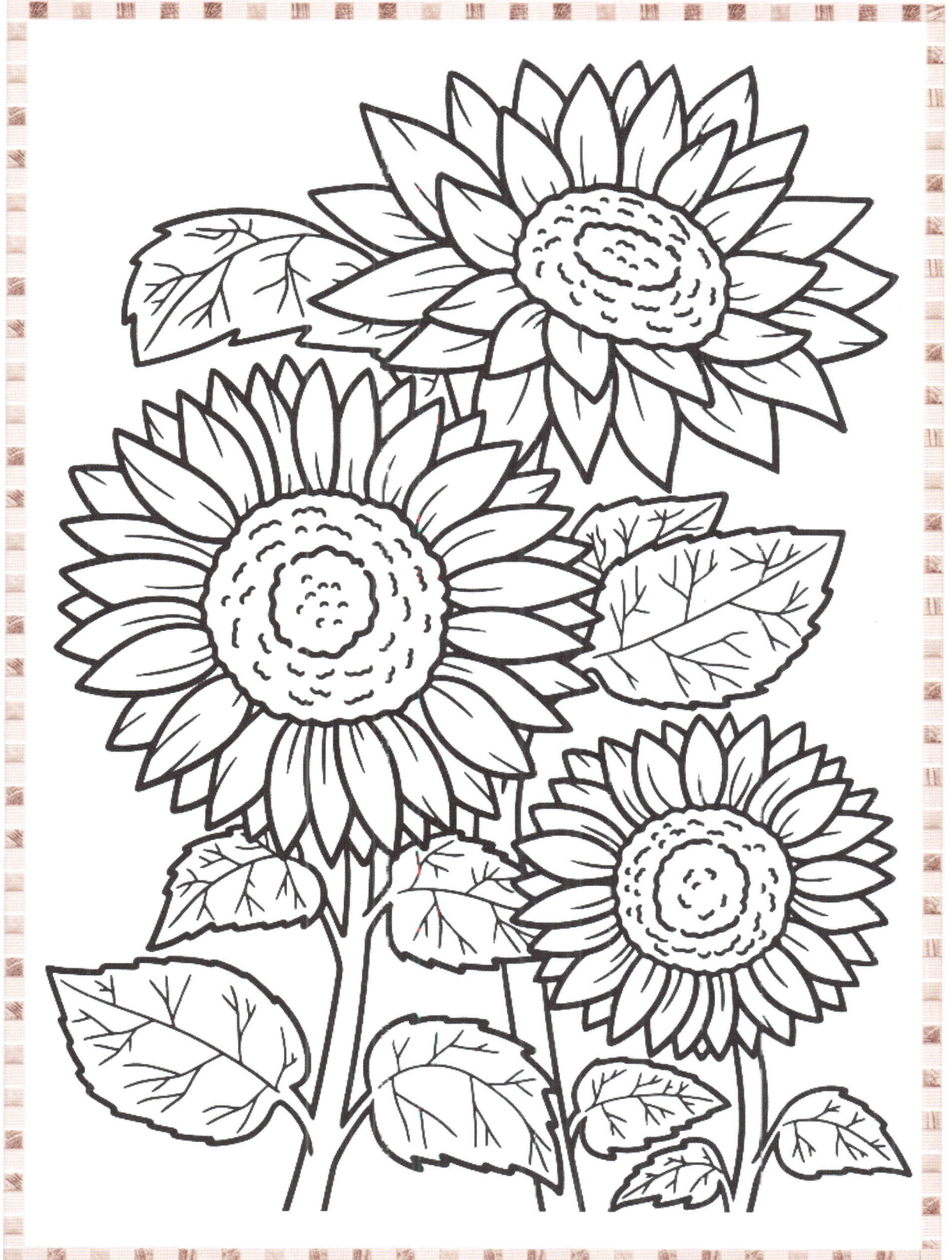

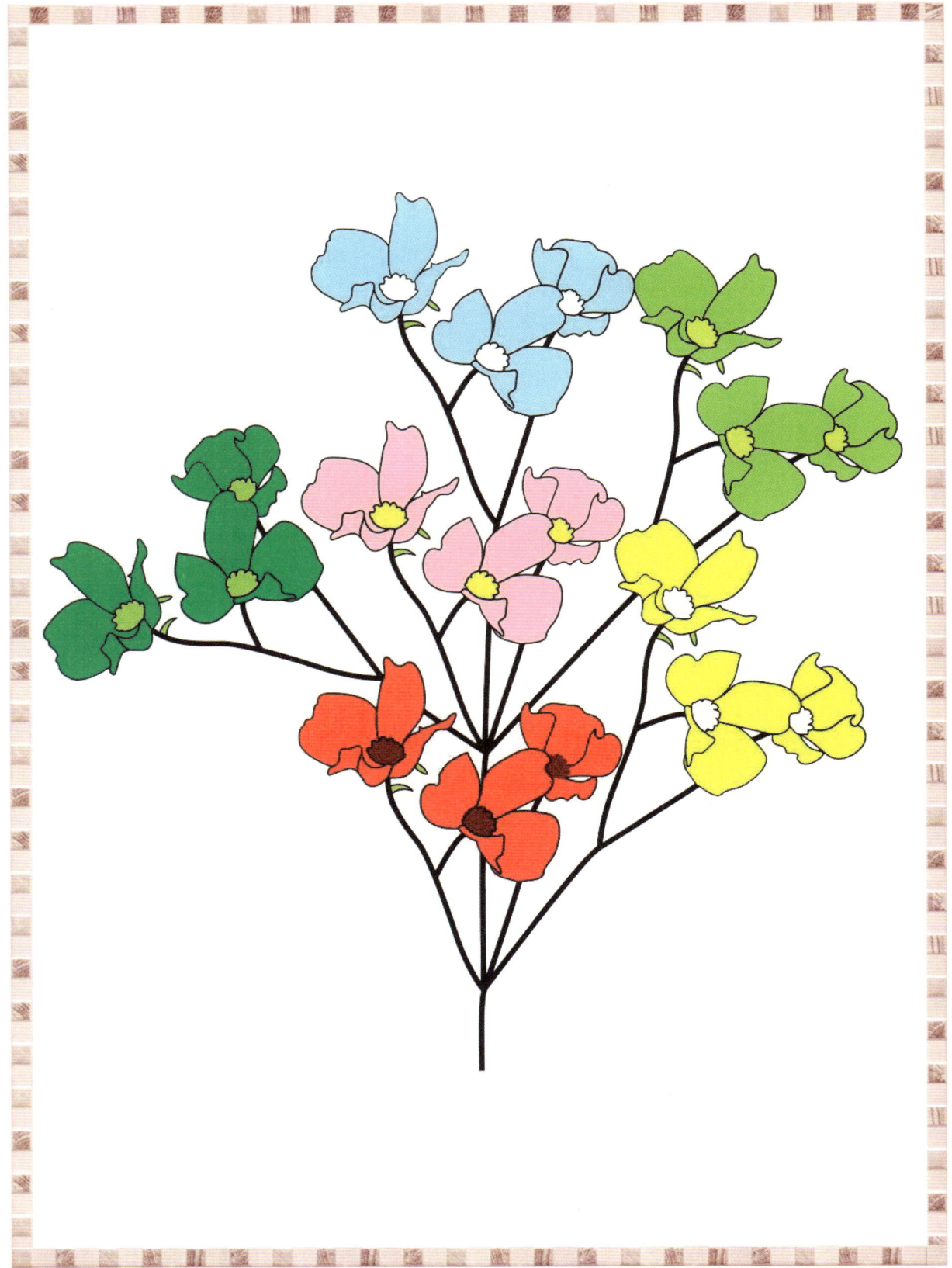

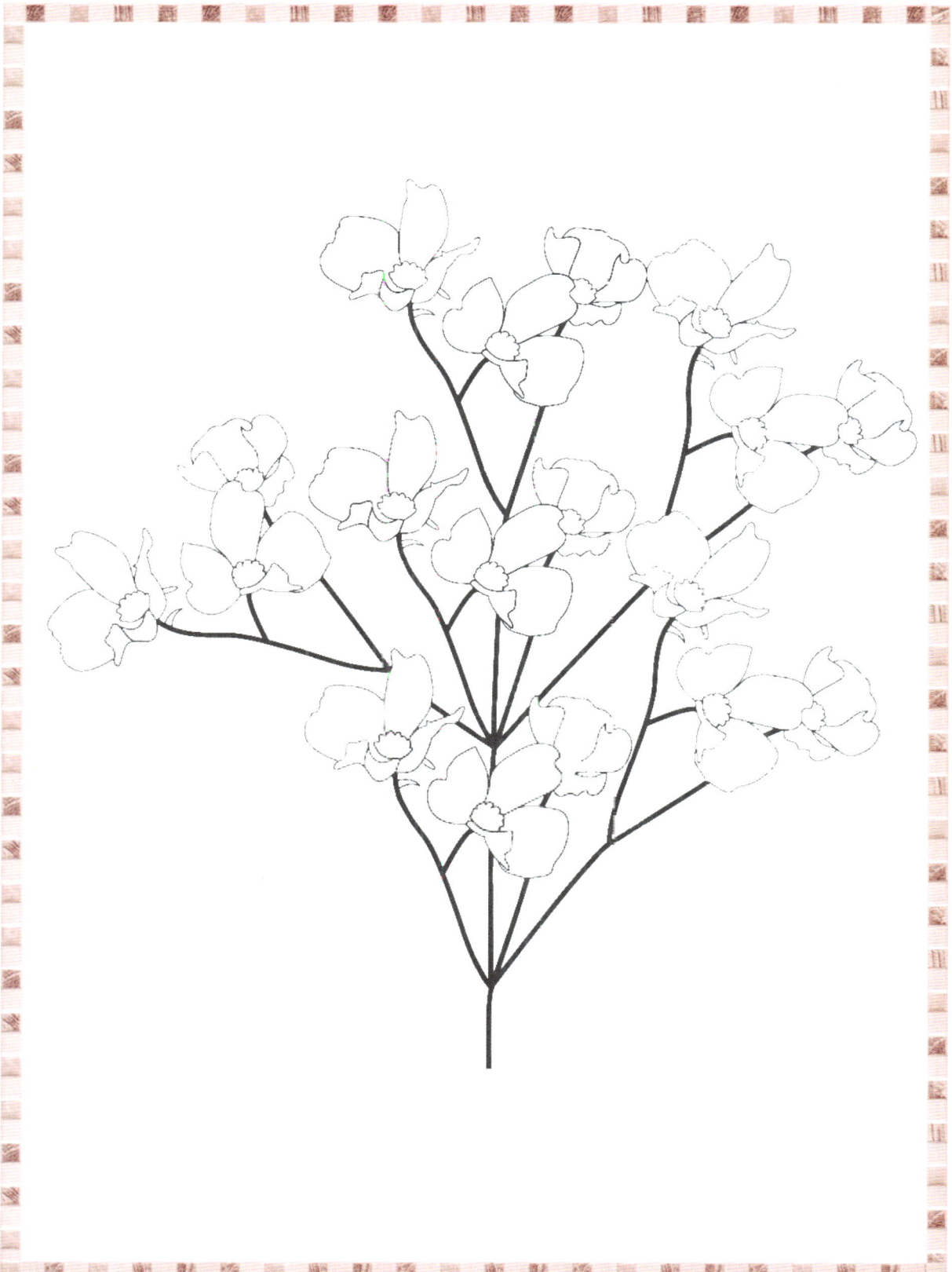

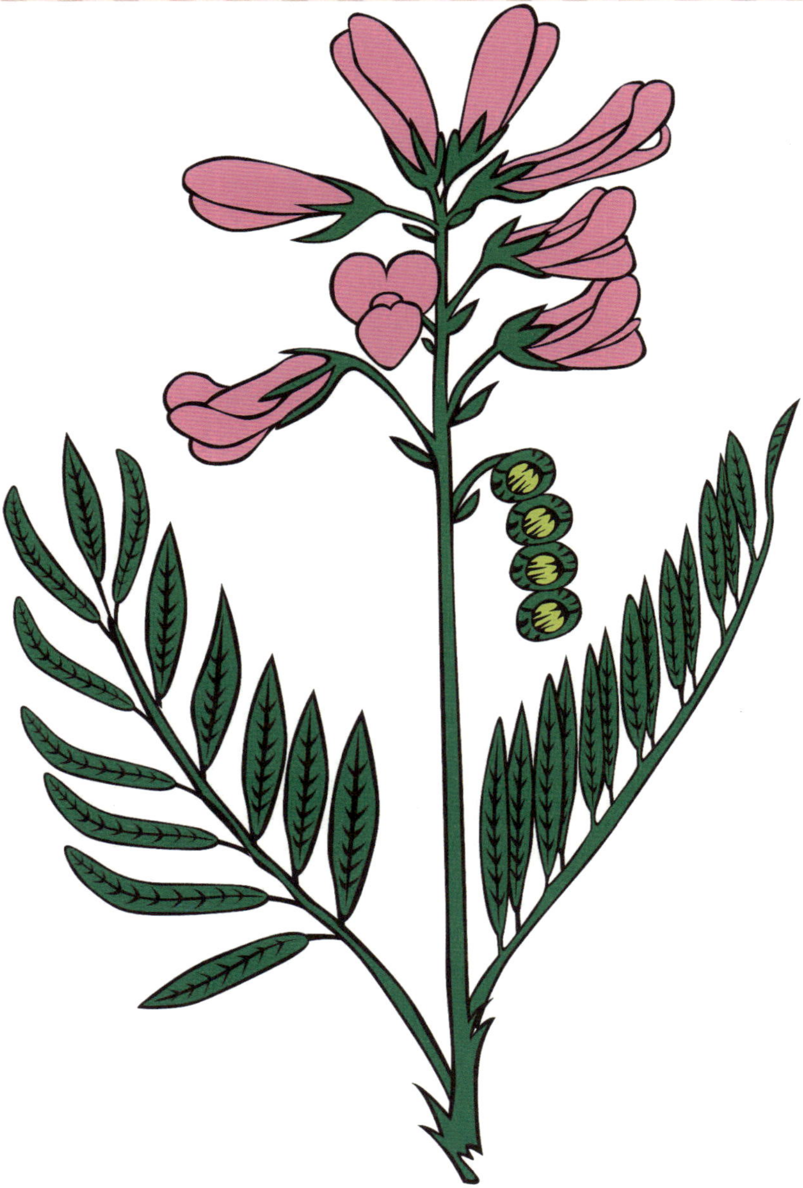

### 현호색

원 산 지 : 유럽, 아시아
개화 시기 : 4~5월
참고 사항 : 산의 비탈이 끝나는 아랫부분, 습기가 있는 곳에서 자란다. 한방에서는 덩이줄기를 정혈제(精血劑), 진경제(鎭痙劑) 및 진통제로 쓴다.

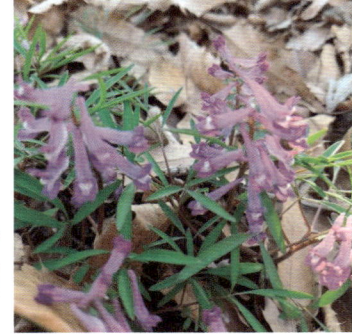

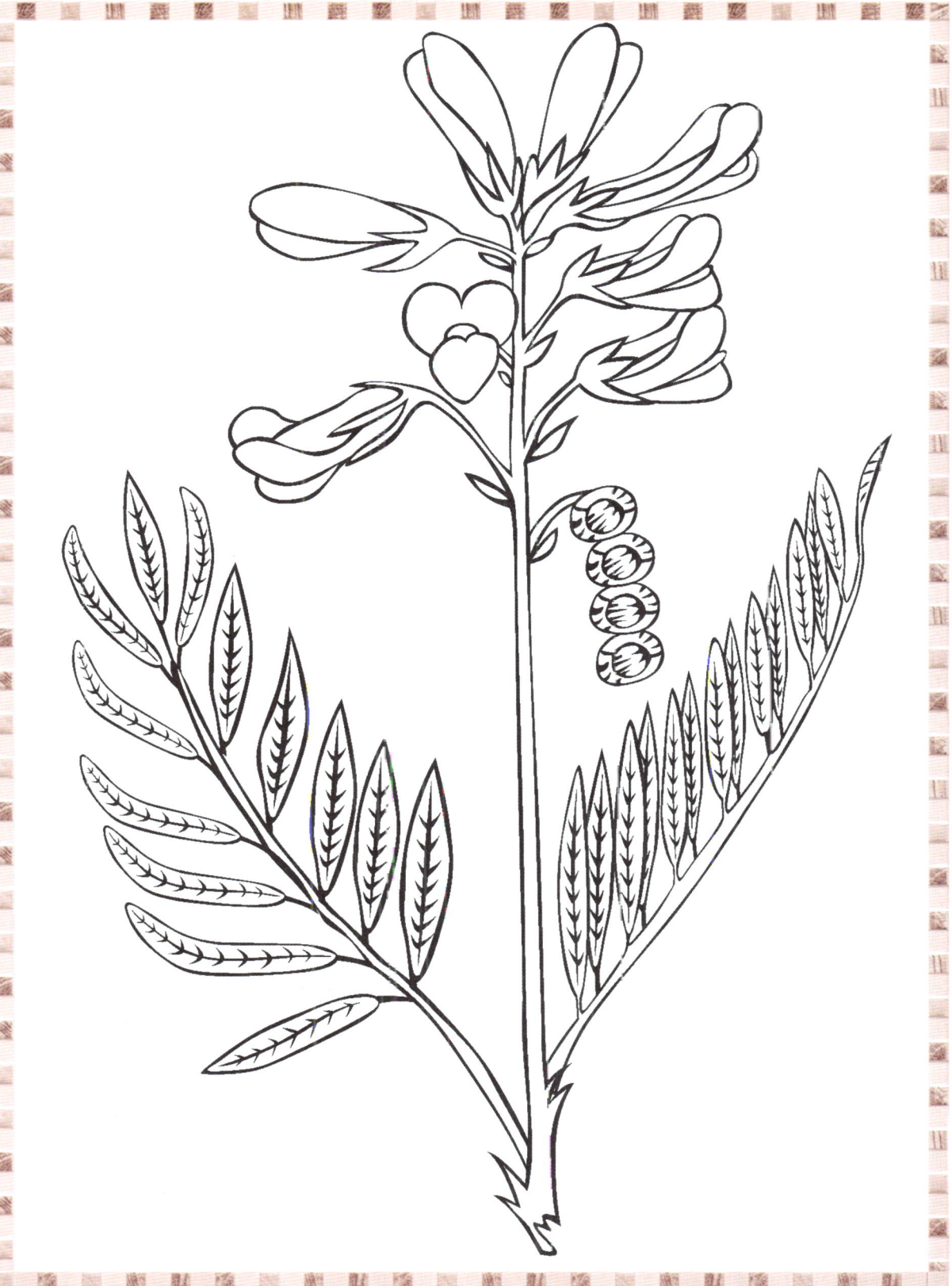

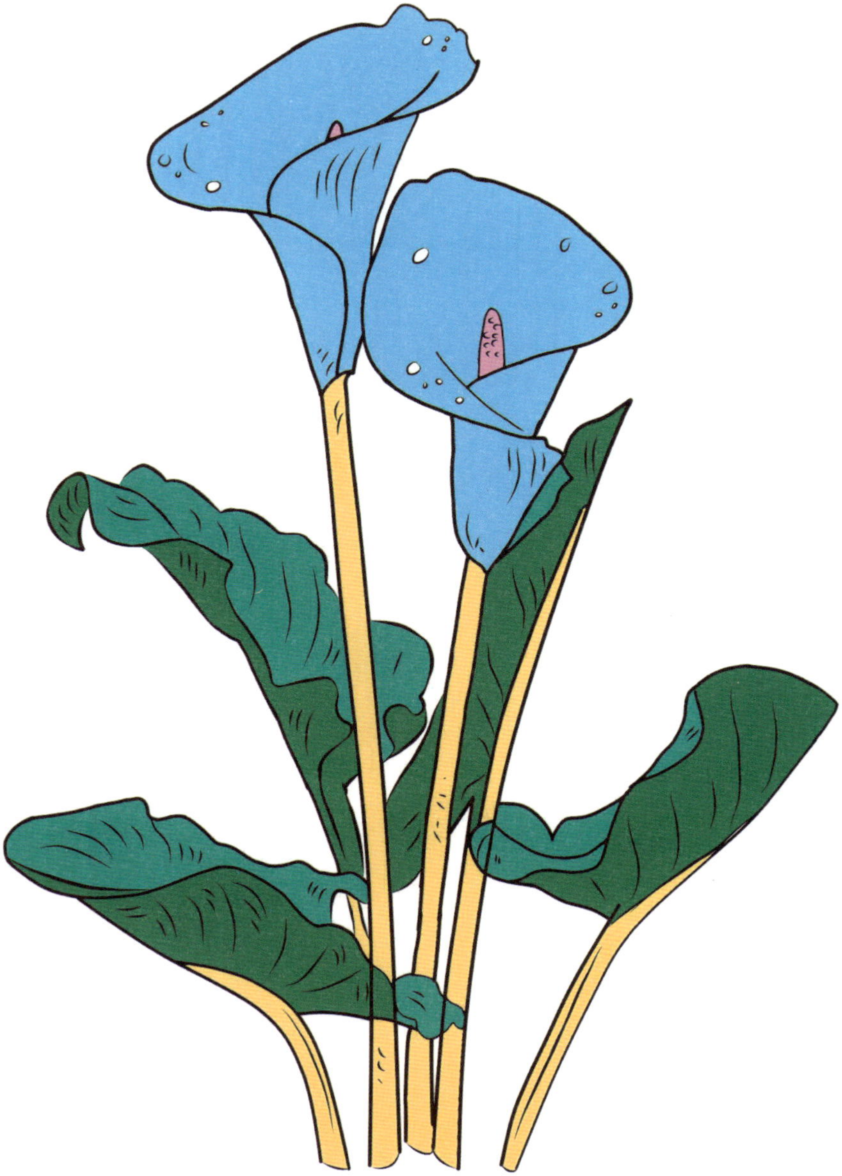

## 칼라

원 산 지 : 남아프리카
개화 시기 : 5~8월
참고 사항 : 인생의 새로운 시작인 결혼식의 부케, 그리고 인생의 마지막인 장례식의 조의용(弔意用) 관장식(冠裝飾)에 가장 많이 사용되는 꽃이 바로 칼라다.

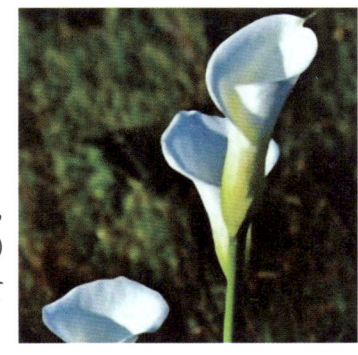

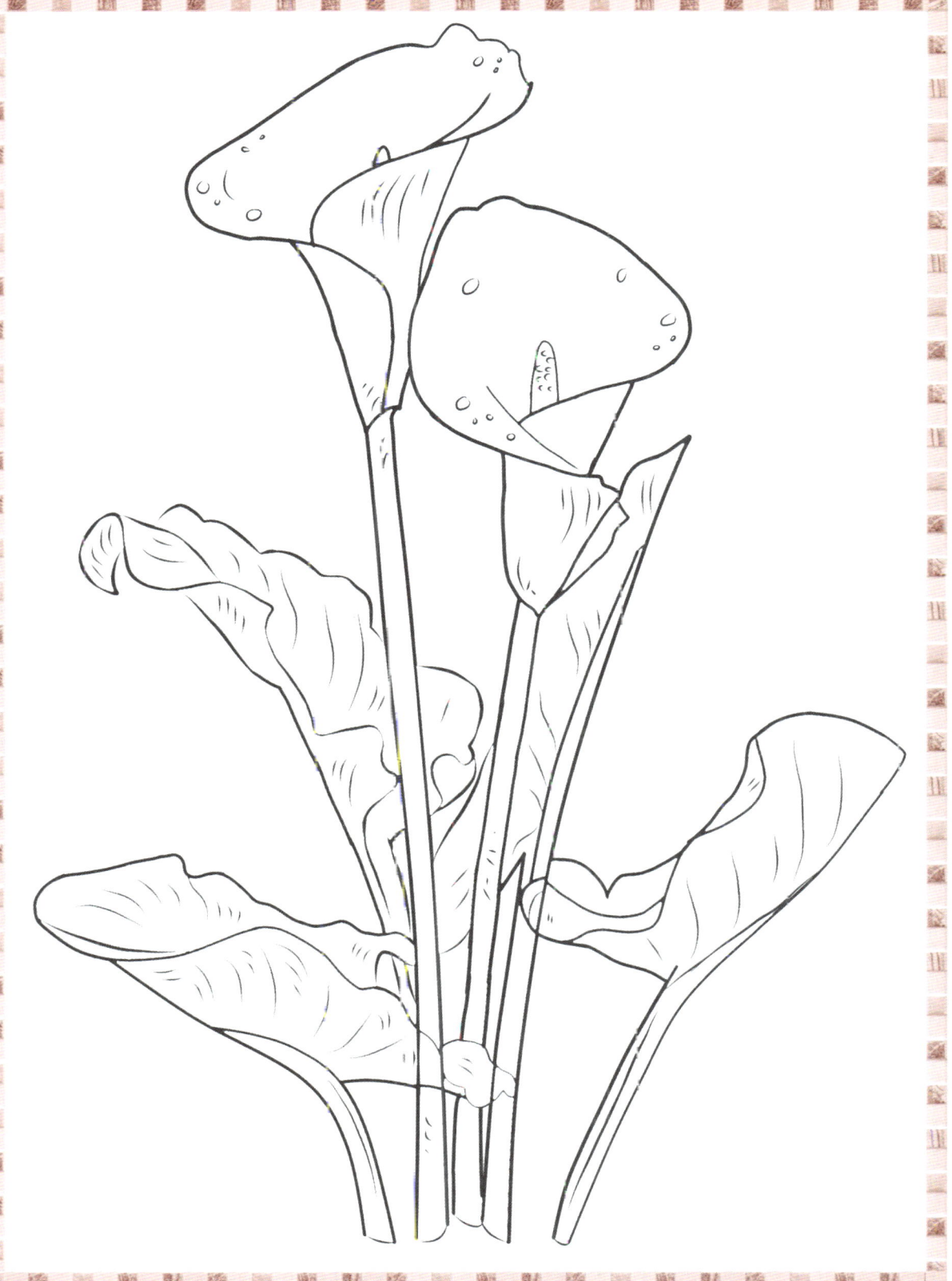

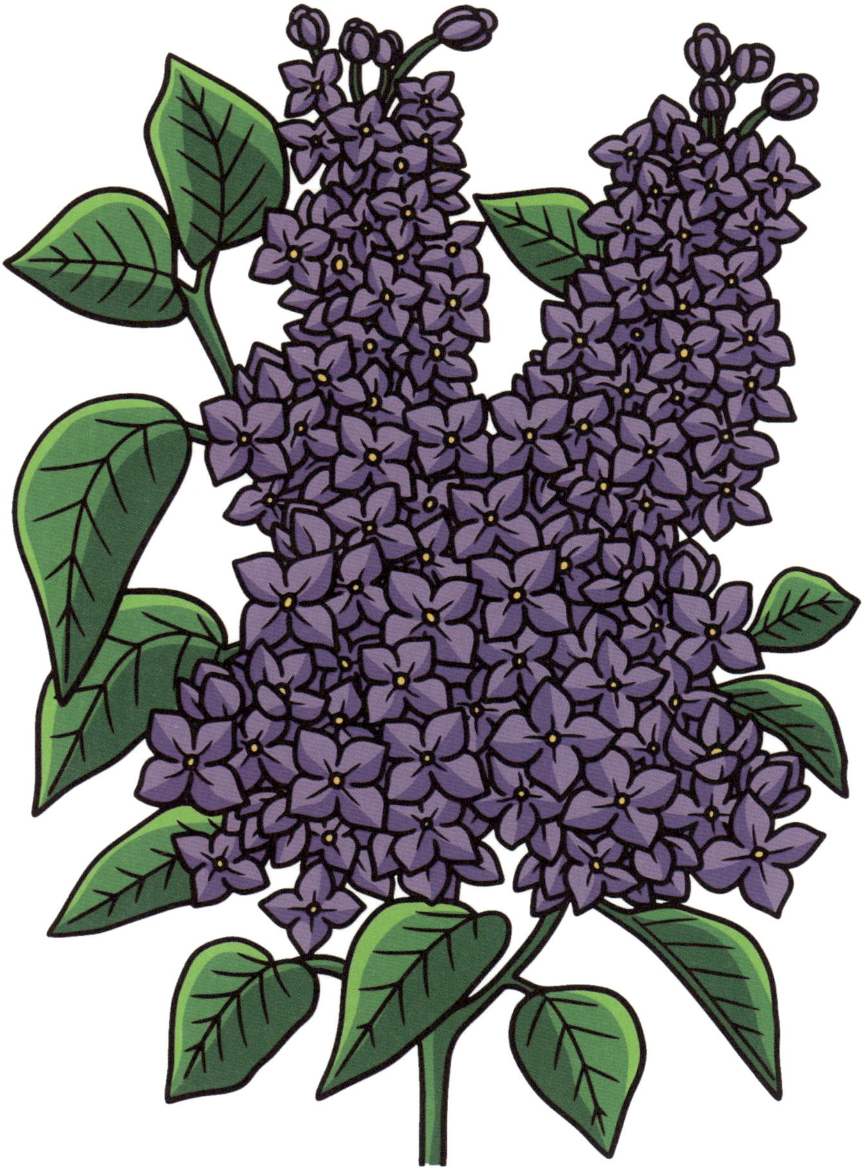

## 라일락

**원 산 지** : 러시아 남부, 아프가니스탄
**개화 시기** : 4~5월
**참고 사항** : 라일락꽃이 피면 온 동네에 이루 말할 수 없이 달콤하면서도 은은한 향기가 퍼진다. 그래서 라일락꽃은 향수의 원료로 많이 쓰이며, 정원수로 많이 심는다.

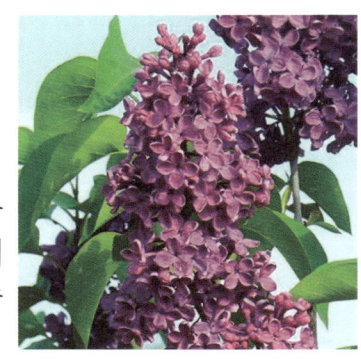

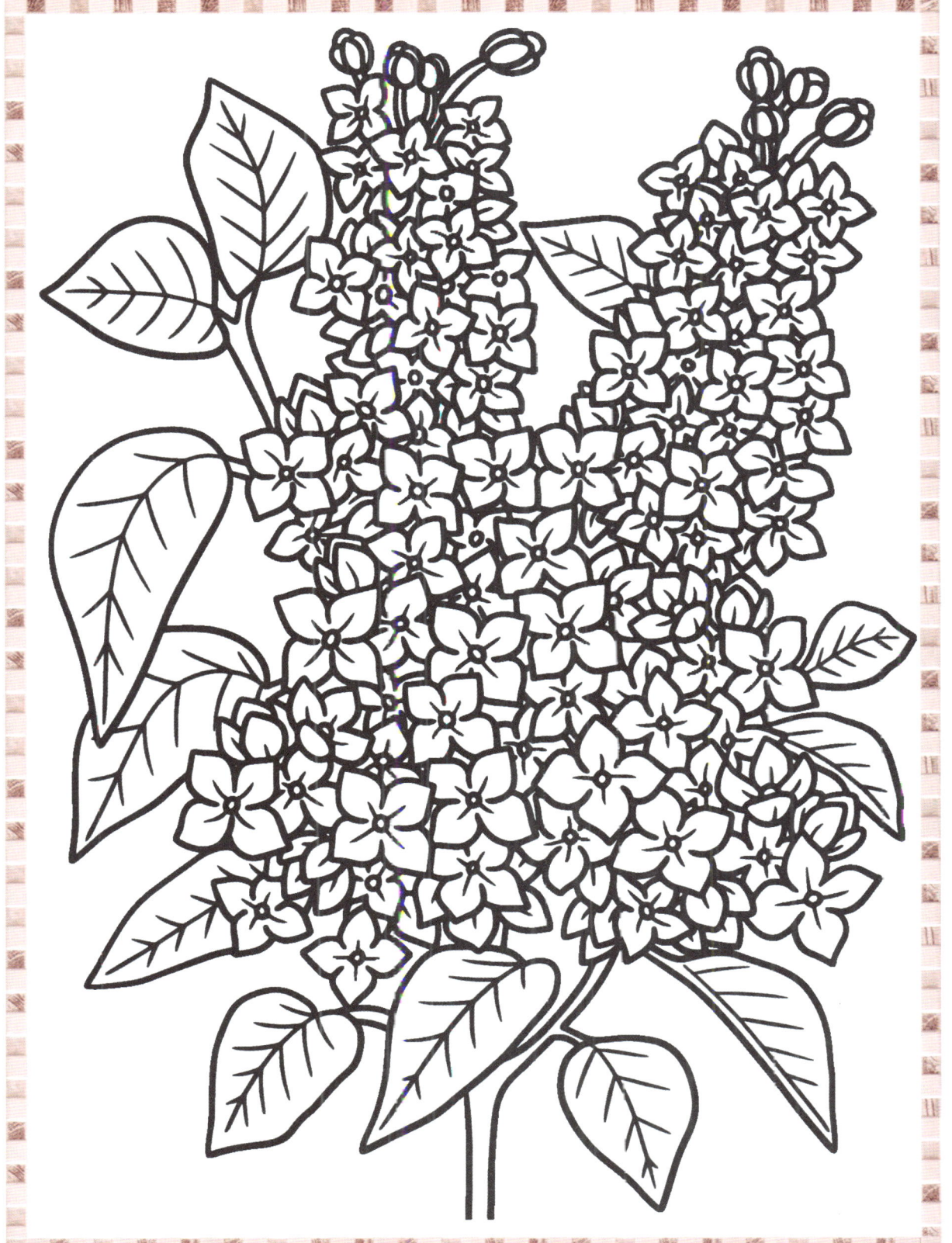

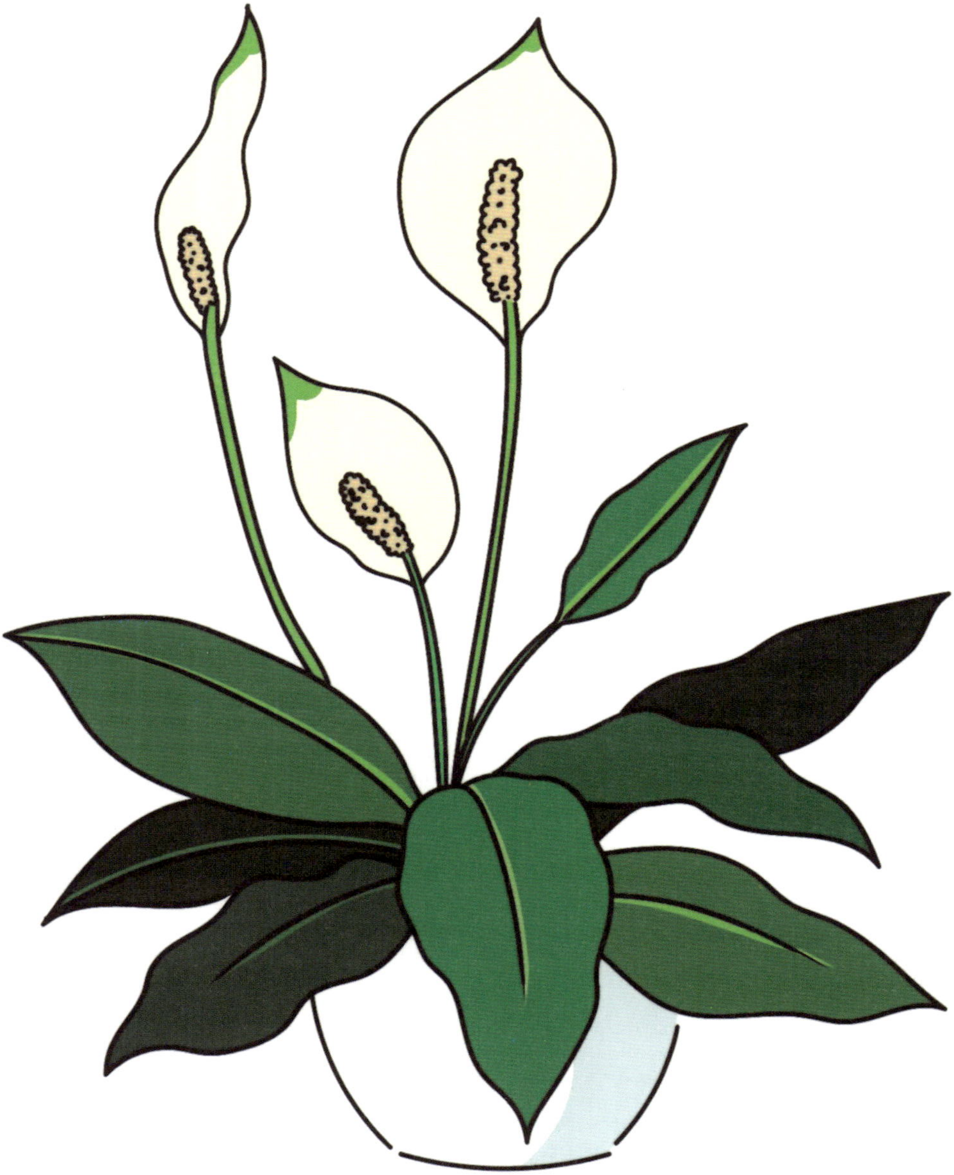

## 스파티필름

원 산 지 : 열대 아메리카
개화 시기 : 초봄에서 여름이 오기 전
참고 사항 : 흰색의 매우 아름다운 꽃으로 독특한 향기가 있다. 대표적인 공기 정화 식물로 유명하며, 실내 장식용 꽃으로도 많은 사랑을 받는다.

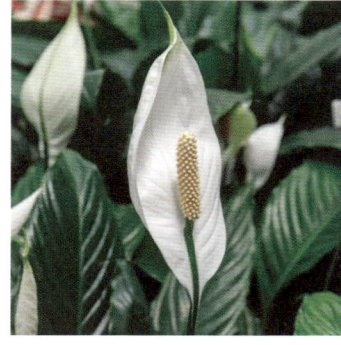

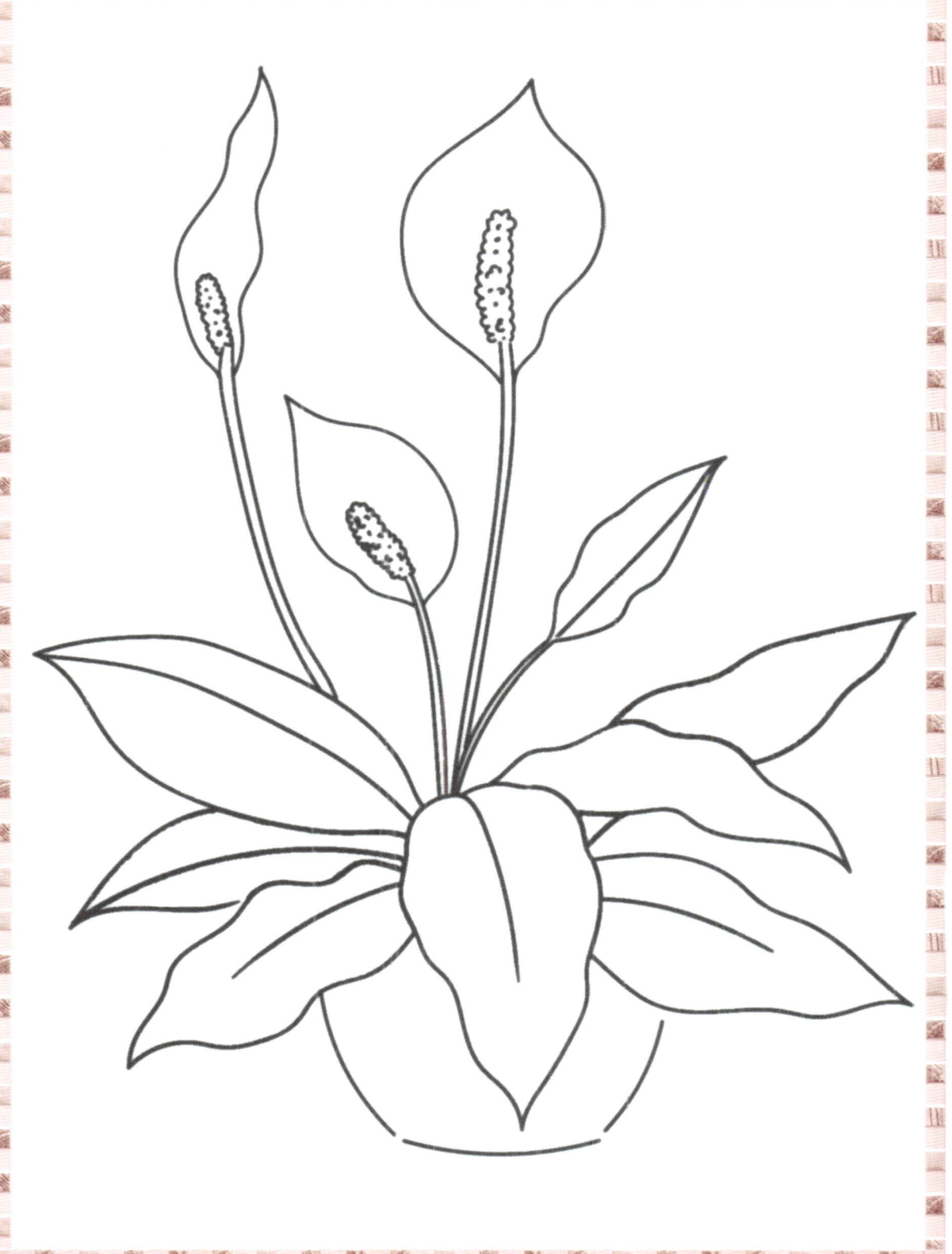

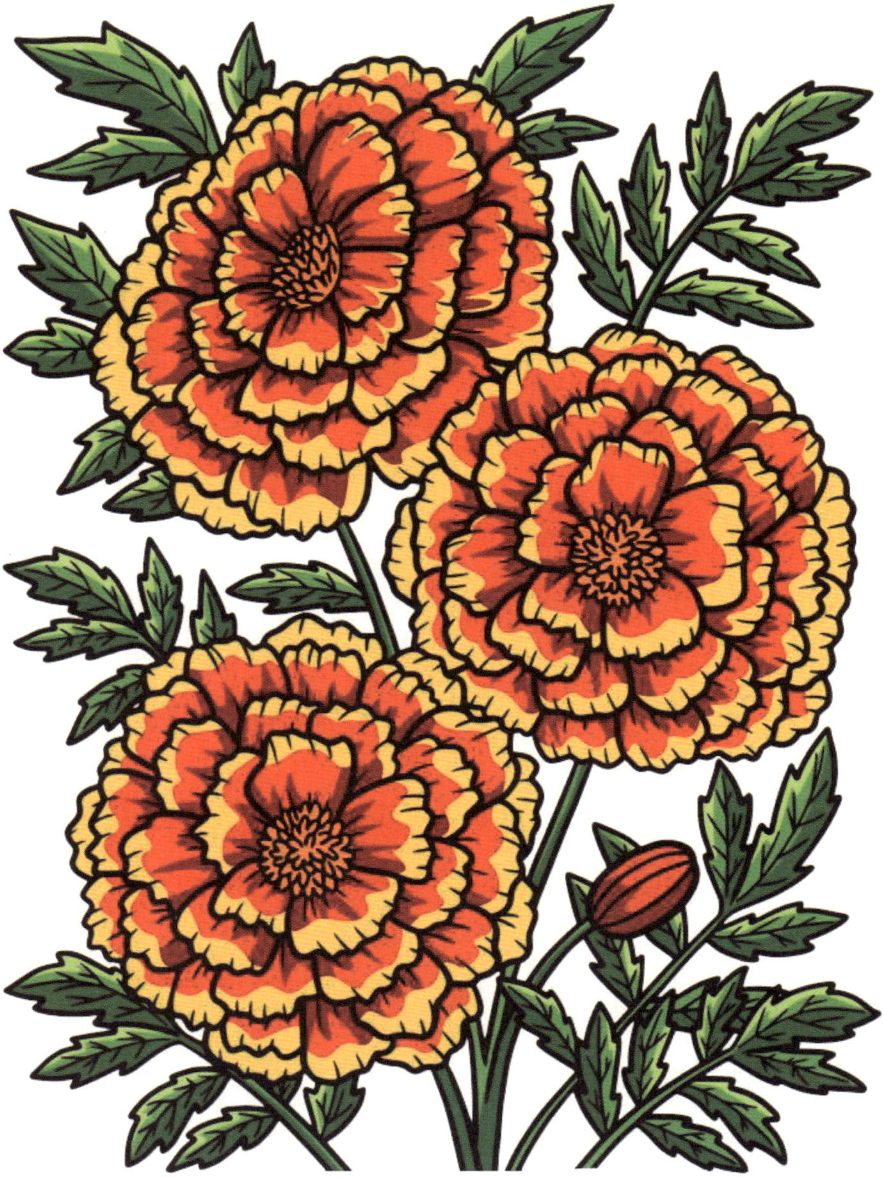

### 메리골드(천수국)

원 산 지 : 멕시코
개화 시기 : 5~8월
참고 사항 : 국화의 한 종류로 노란색 또는 붉은색의 꽃이 화려해서 관상용으로 많이 재배된다. 어린 잎은 식용으로 쓰이고, 물감 염료로 사용되기도 한다.

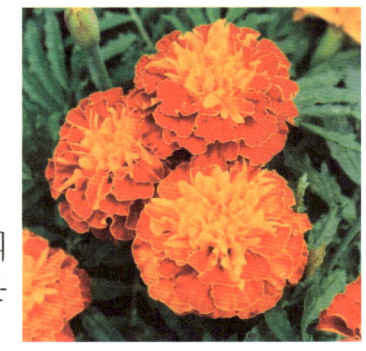

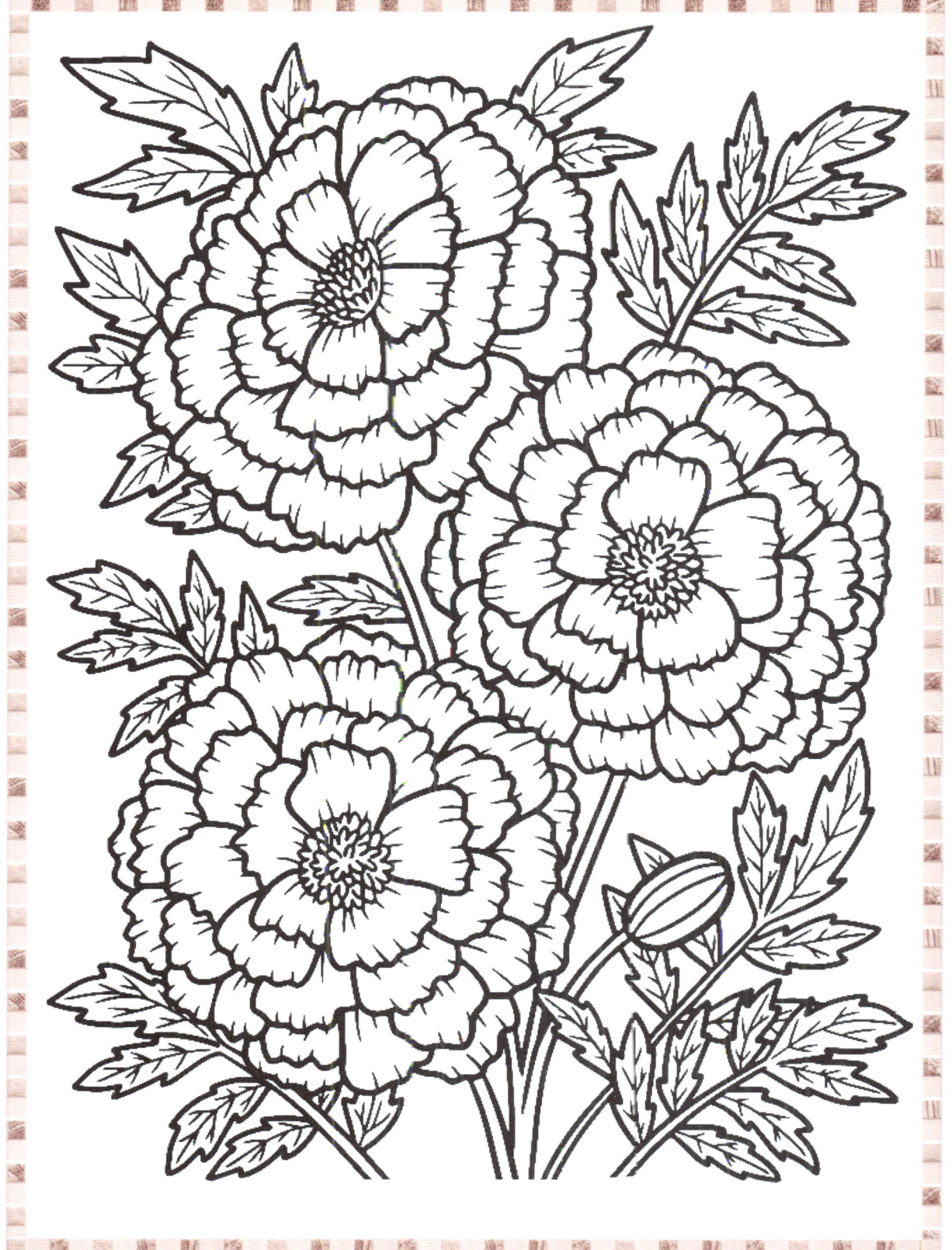

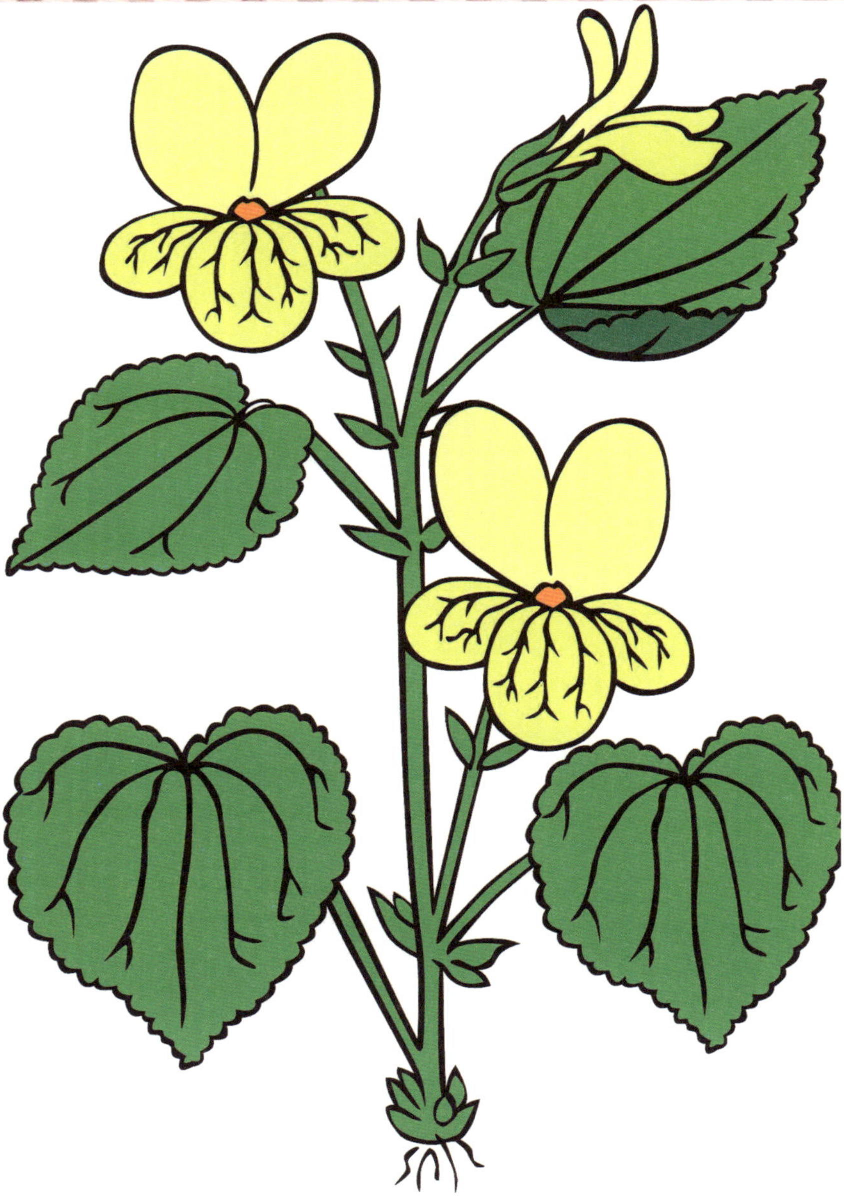

## 노랑제비꽃

원 산 지 : 한국, 중국, 러시아
개화 시기 : 4~6월
참고 사항 : 해발 3백 미터 이상 되는 높은 산중의 햇볕 잘 드는 풀밭에서 많이 볼 수 있는 여러해살이 풀이다.

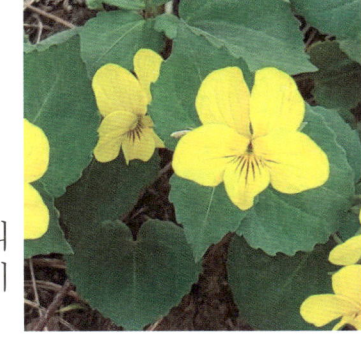

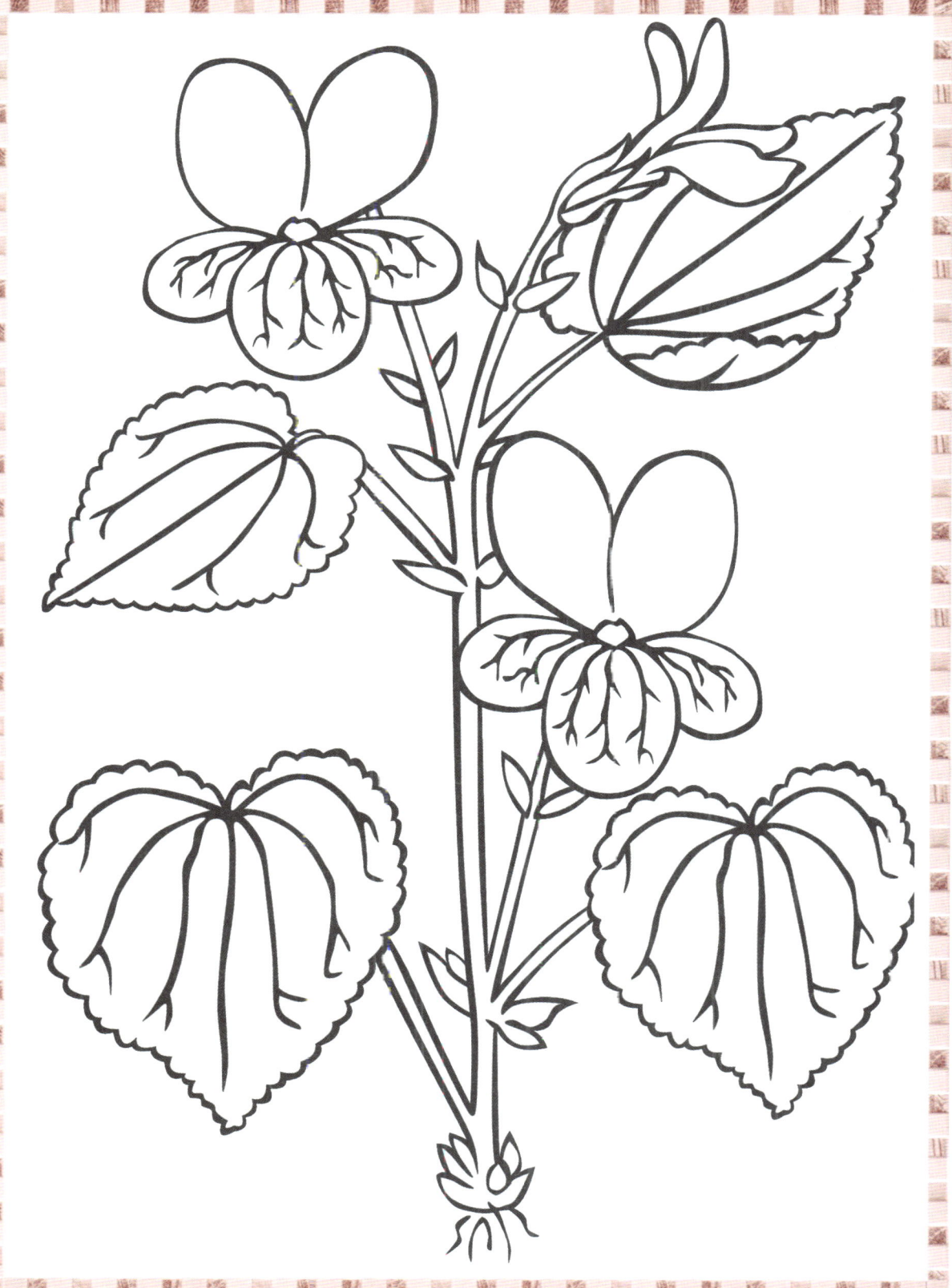

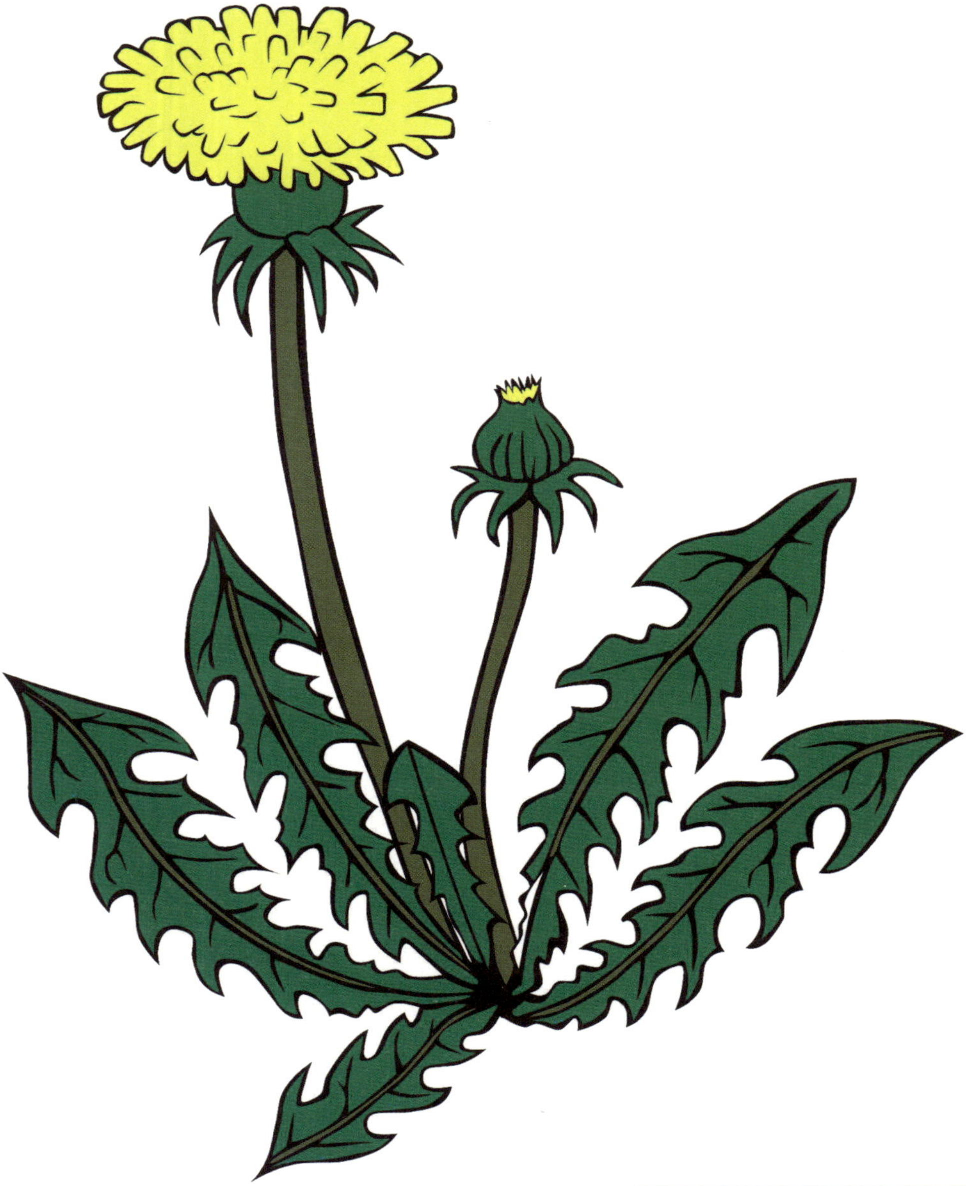

## 민들레

원 산 지 : 유럽, 아시아
개화 시기 : 4~5월과 10월
참고 사항 : 주변에 흔한 노란색 민들레의 대부분은 원산지가 유럽이다. 노란색일 경우 꽃받침이 꽃을 감싸고 있다면 토종, 젖혀져 있다면 서양 민들레로 구분한다. 반면에 흰색 민들레는 모두 토종이라고 한다.

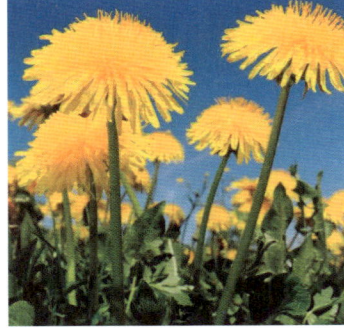

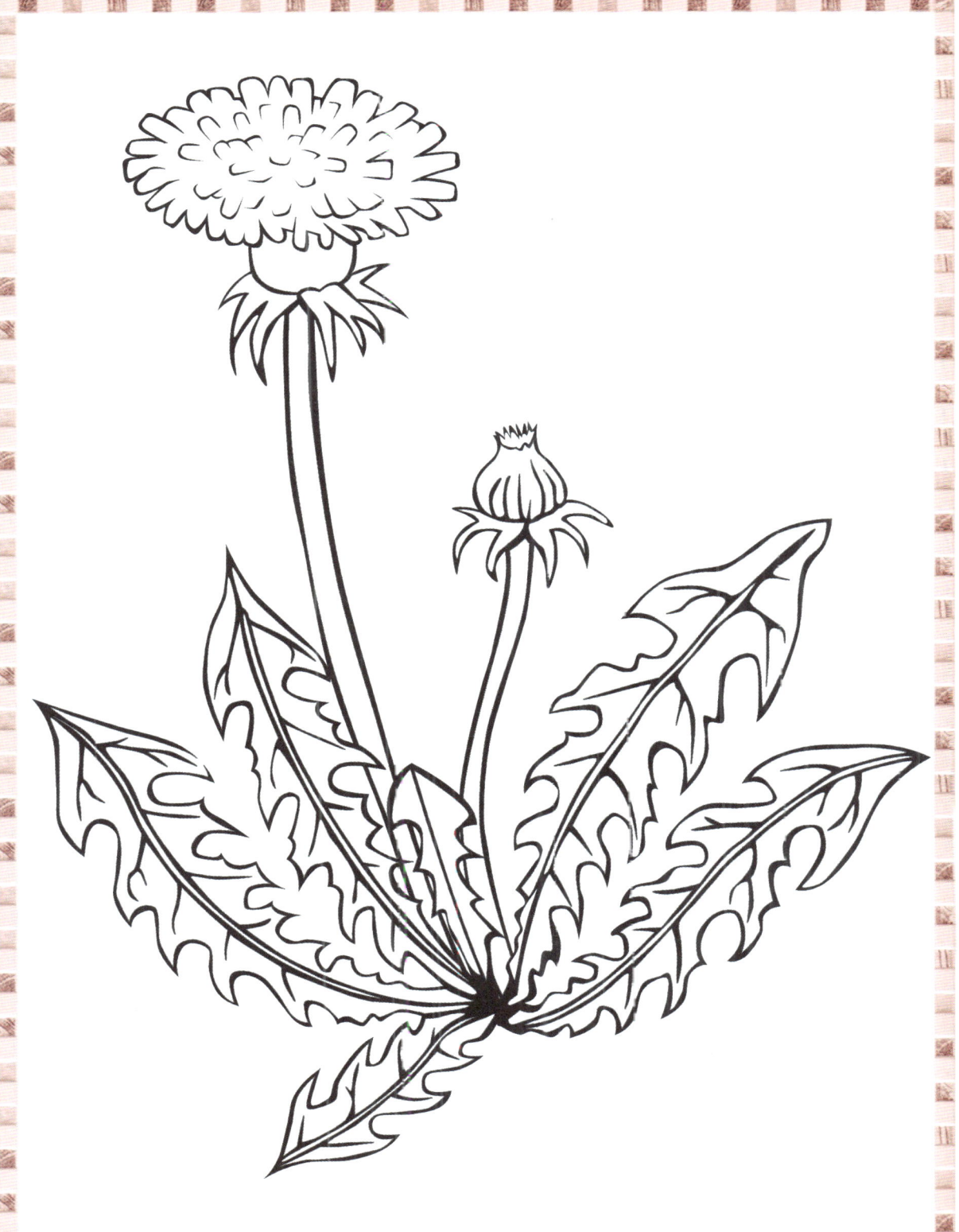

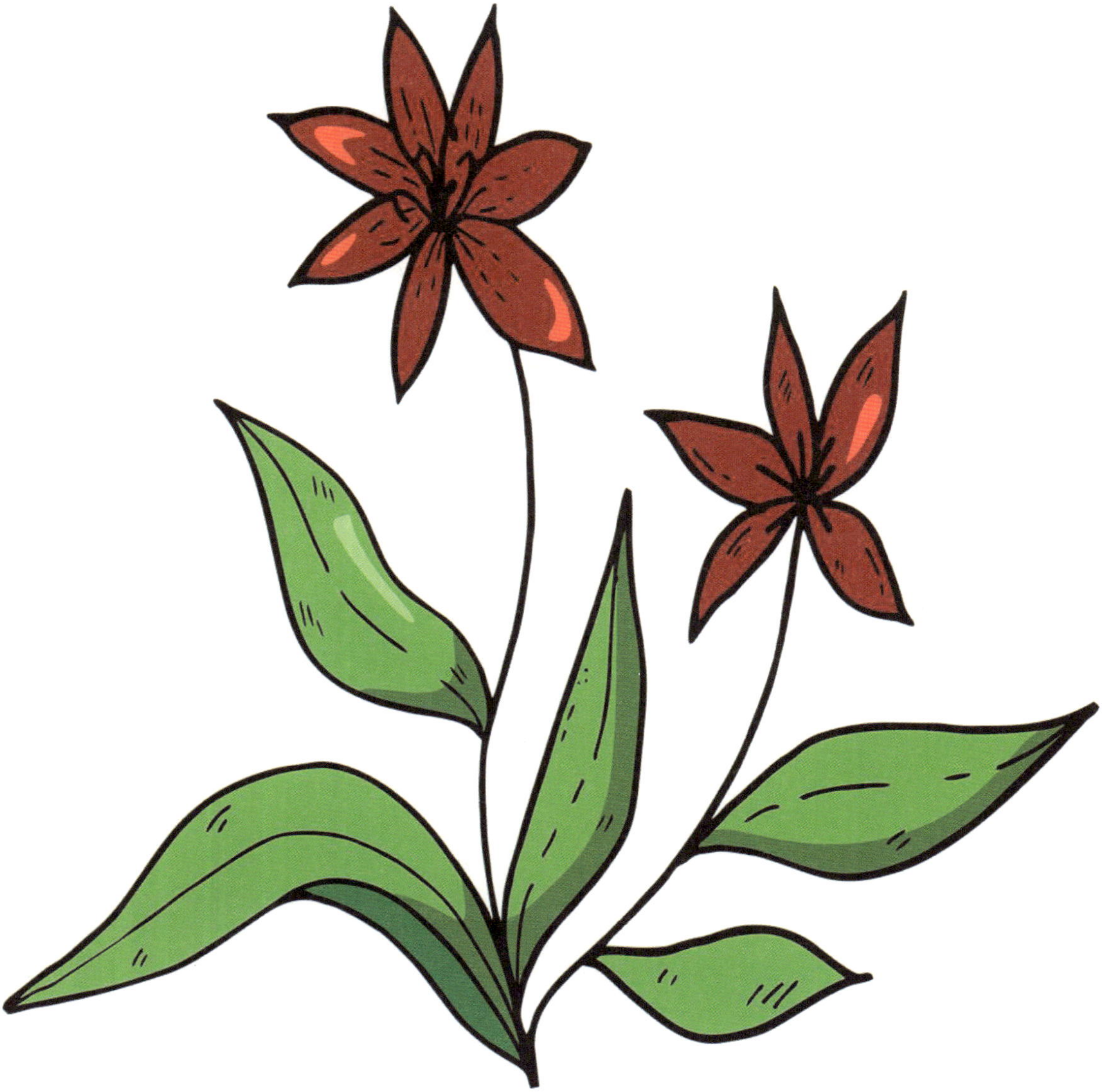

## 아마릴리스(amaryllis)

원 산 지 : 멕시코, 남아메리카
개화 시기 : 3~6월
참고 사항 : 여기 소개된 꽃은 아마릴리스 중에 레드 라이온(red lion)이라는 품종이다. 정열적인 붉은색이 참으로 매혹적이다.

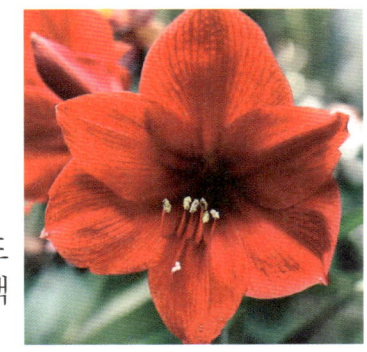

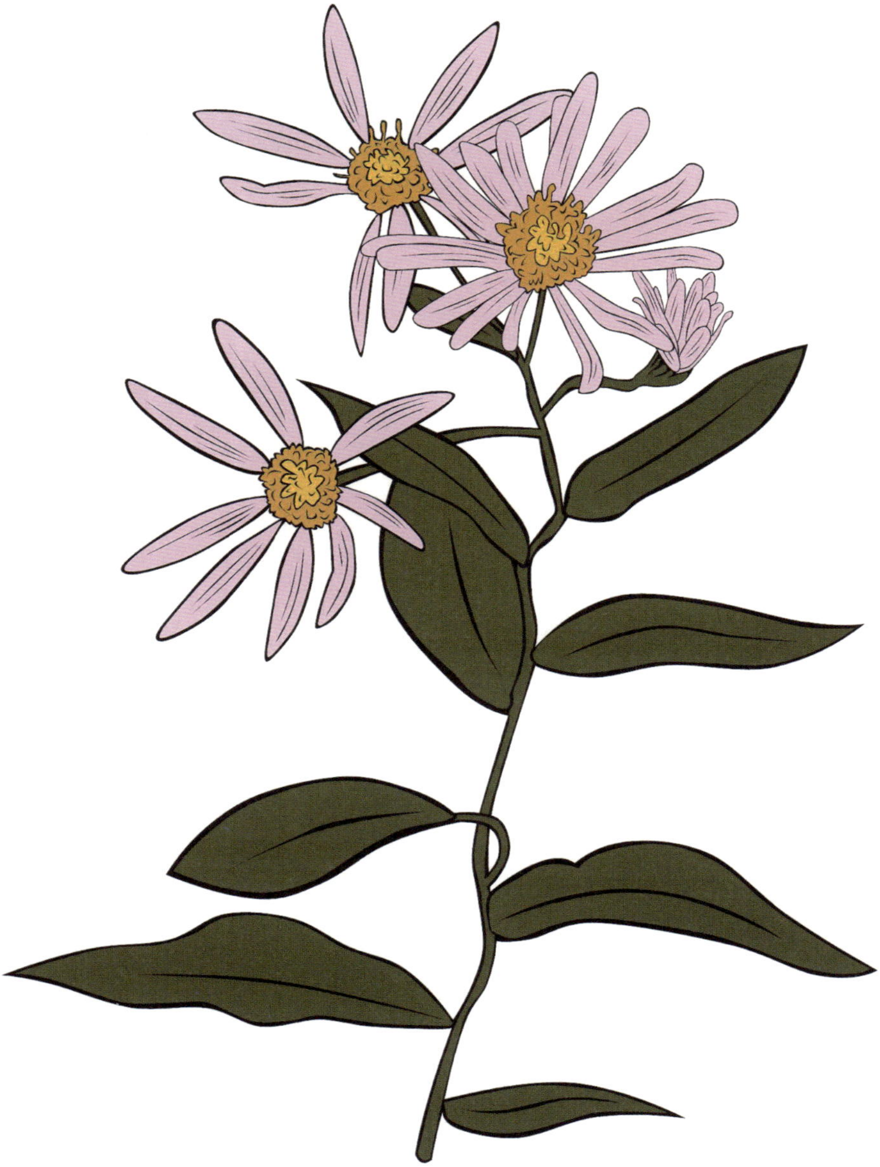

### 루드베키아

원 산 지 : 북아메리카
개화 시기 :  7~9월
참고 사항 : 왕성한 번식력을 자랑하면서 여름철을 수놓는 루드베키아. 황금색 꽃이 대부분이지만 가끔은 '자주 루드베키아'도 눈에 띤다.

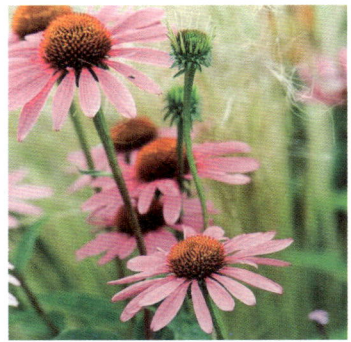

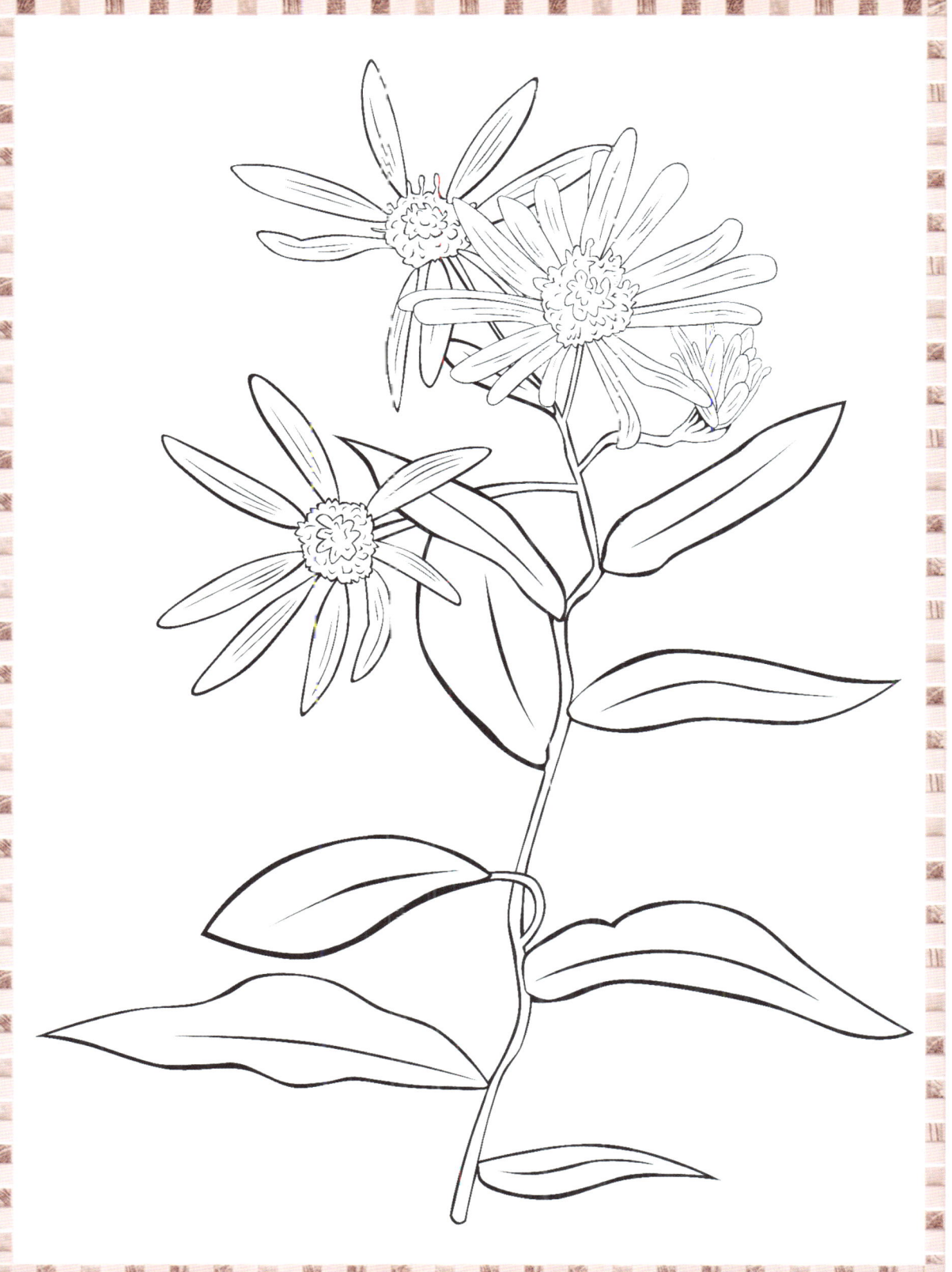

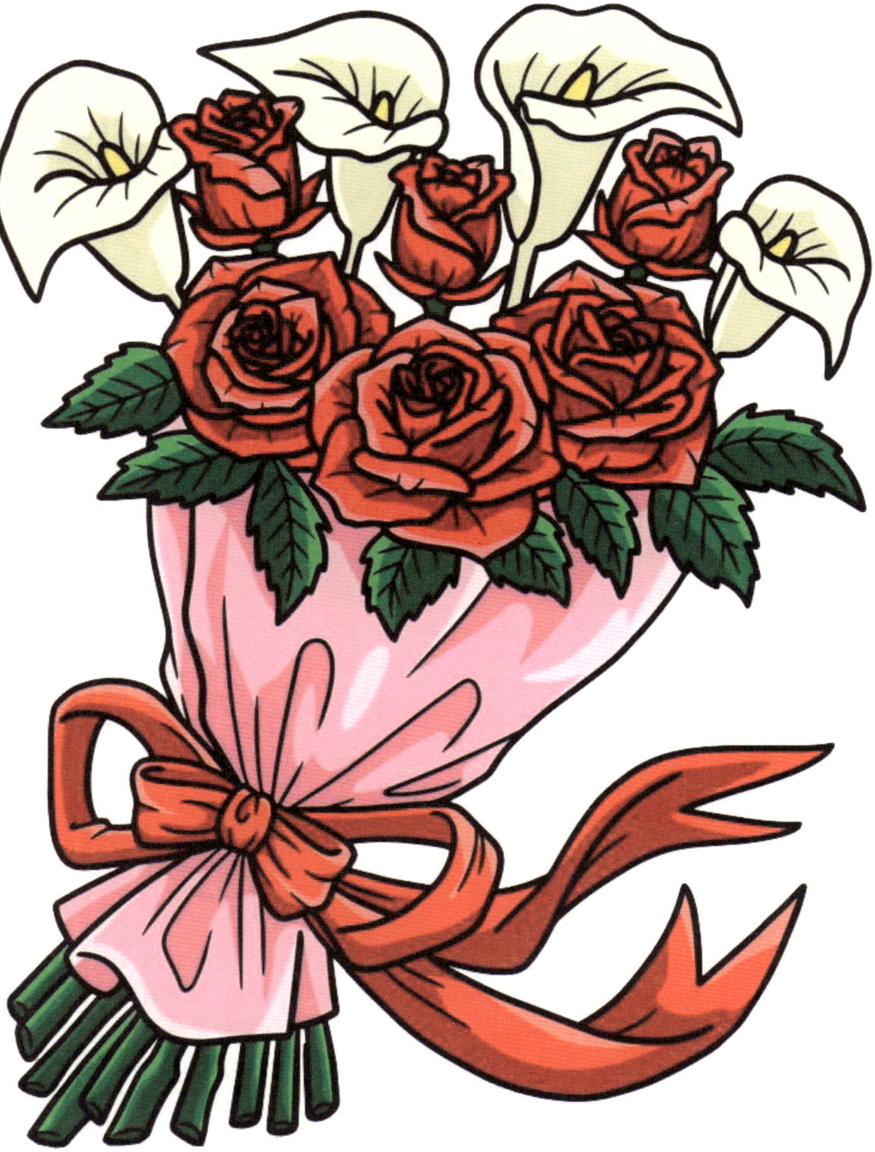

### 장미와 칼라 부케

부케(bouquet)는 프랑스어로 다발·덩어리·묶음을 뜻하며, 결혼식에서는 신부가 드는 꽃다발을 말한다. 초기에는 결혼식 전에 신랑이 손수 만든 꽃다발을 신부에게 주었는데, 그것이 부케의 유래가 되었다. 또한 신부는 받은 꽃다발에서 꽃 한 송이를 뽑아 신랑에게 건네주었는데, 그것은 신랑이 가슴에 꽂는 부토니에의 유래가 되었다.

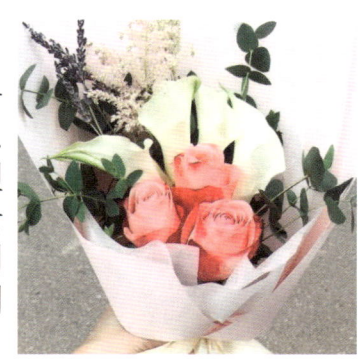

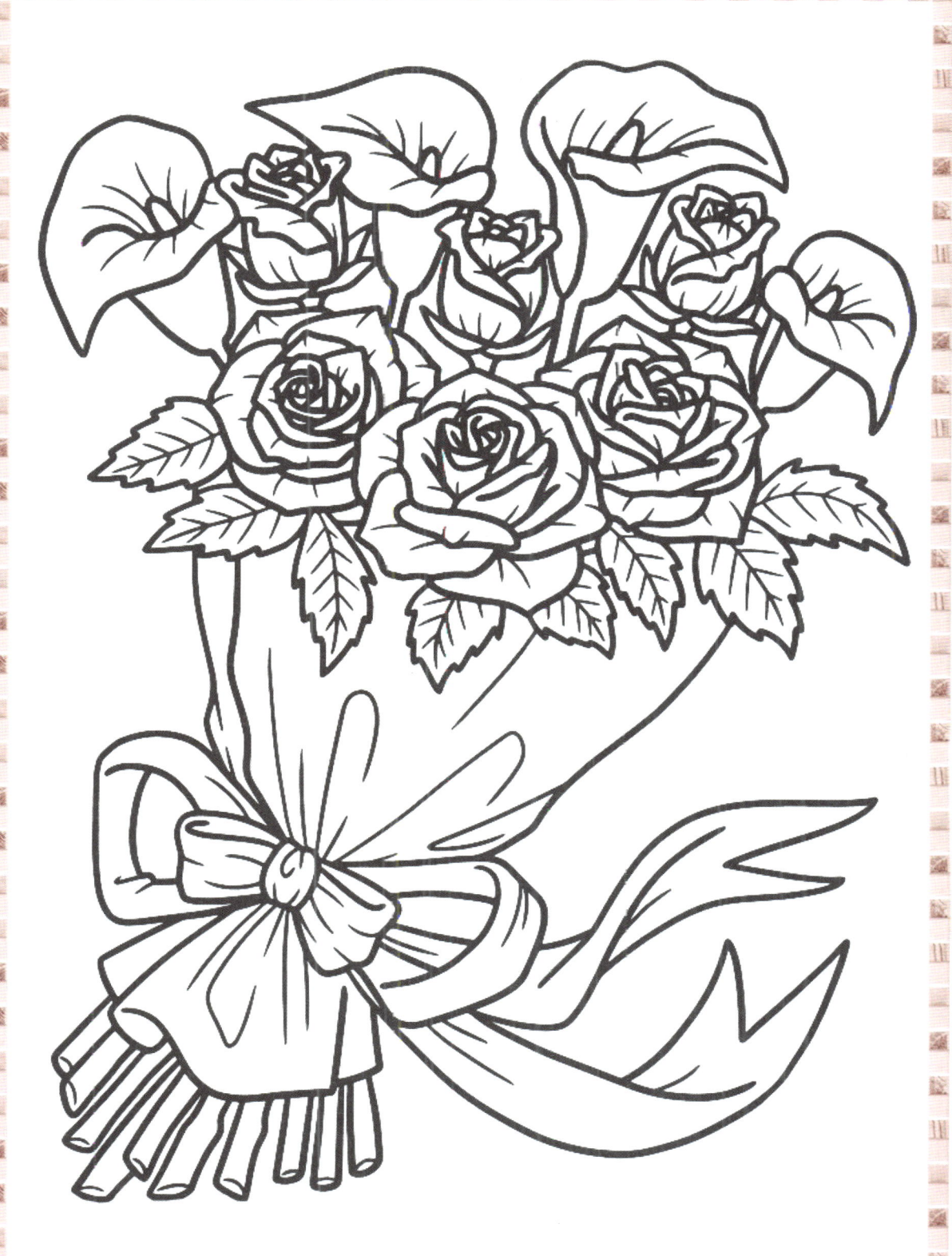

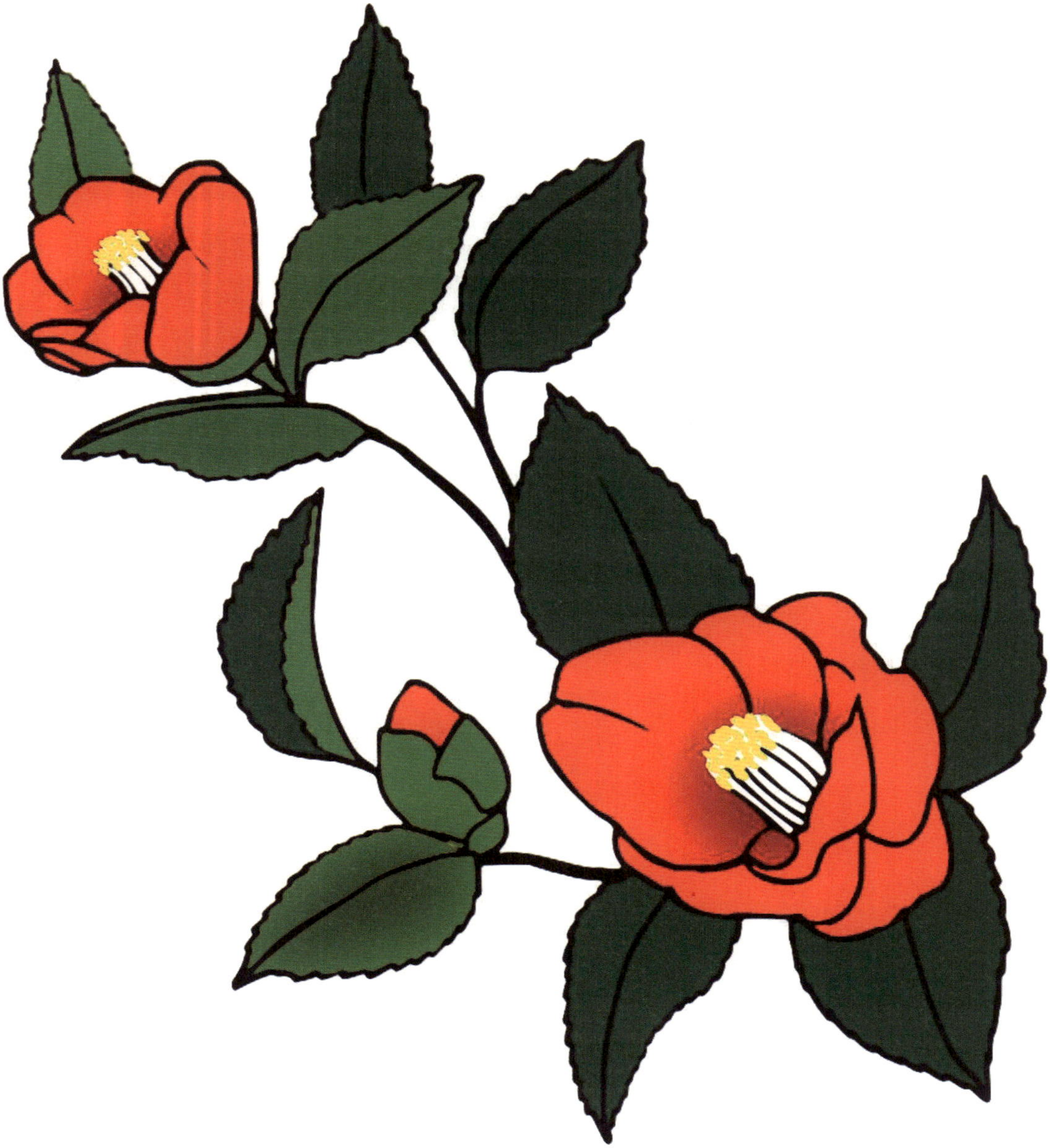

## 동백꽃

원 산 지 : 한국, 일본, 중국
개화 시기 : 1~4월
참고 사항 : 반짝이는 진녹색 잎 사이로 붉게 피어나는 동백꽃!《꽃의 문화사》의 저자 피타 코트는 "동백은 향기가 없는 것이 문제가 되지 않을 정도로 완벽하게 아름답다."고 감탄했다.

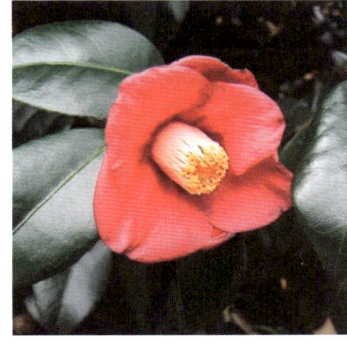

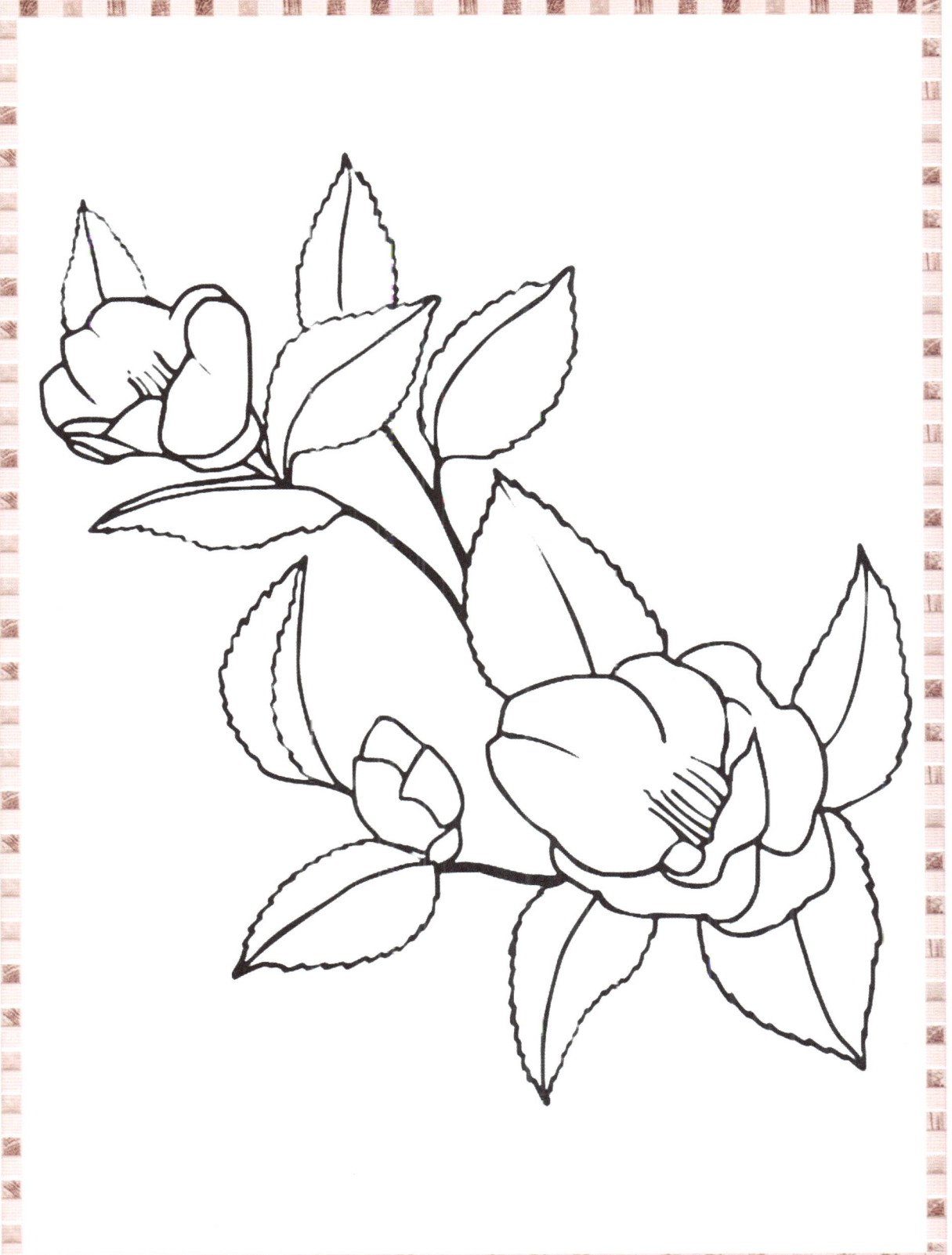

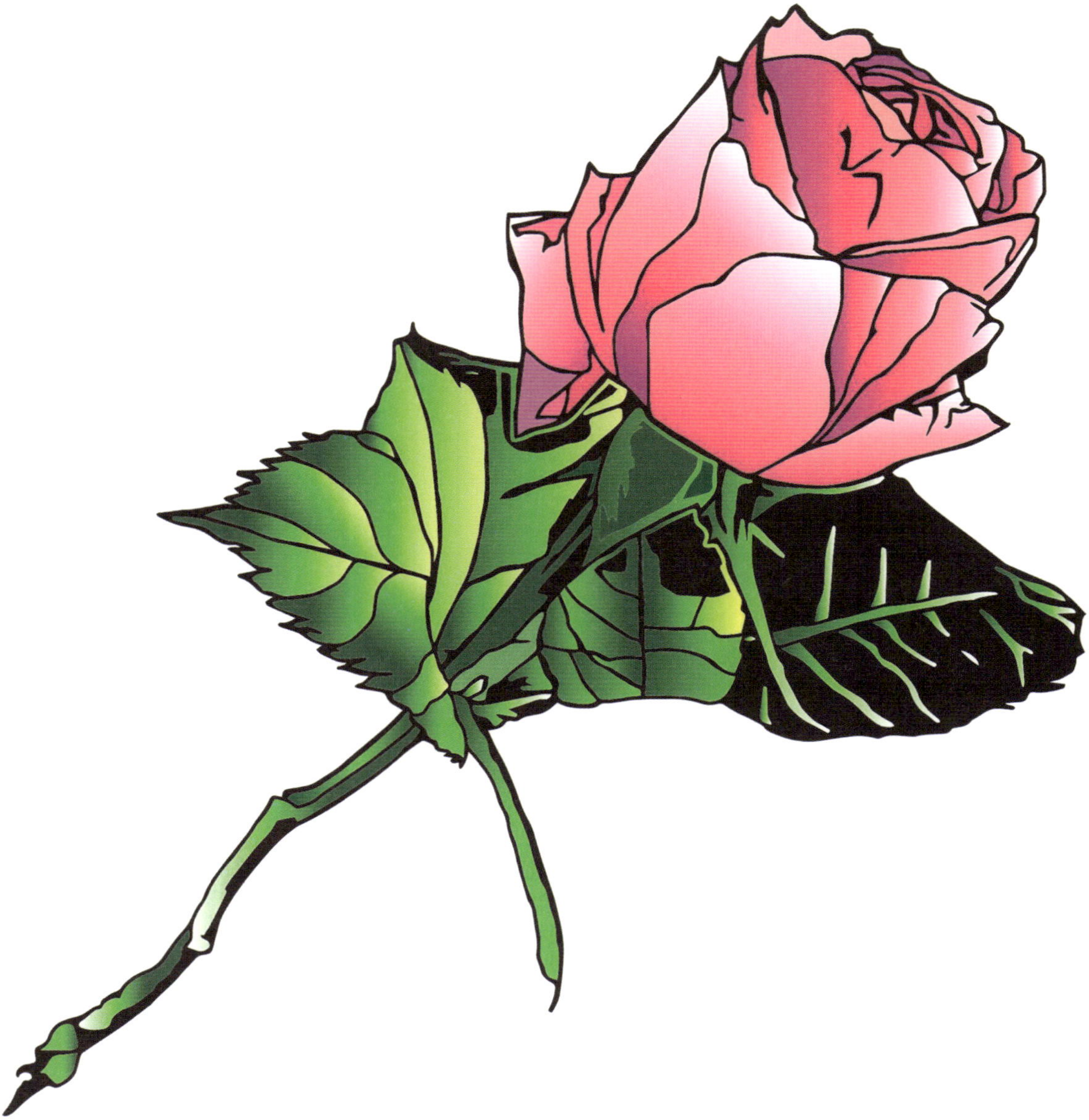

## 장미

원 산 지 : 서아시아
개화 시기 : 5~6월
참고 사항 : 장미꽃 선물은 마음을 설레게 한다. 빨간 장미의 꽃말은 열렬한 사랑, 하얀 장미는 순결함과 청순함, 노란 장미는 우정과 영원한 사랑…

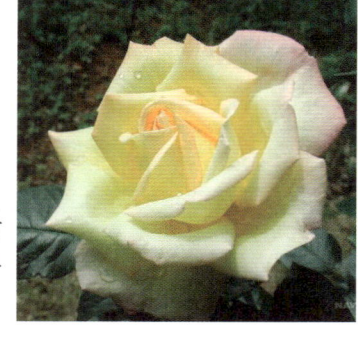

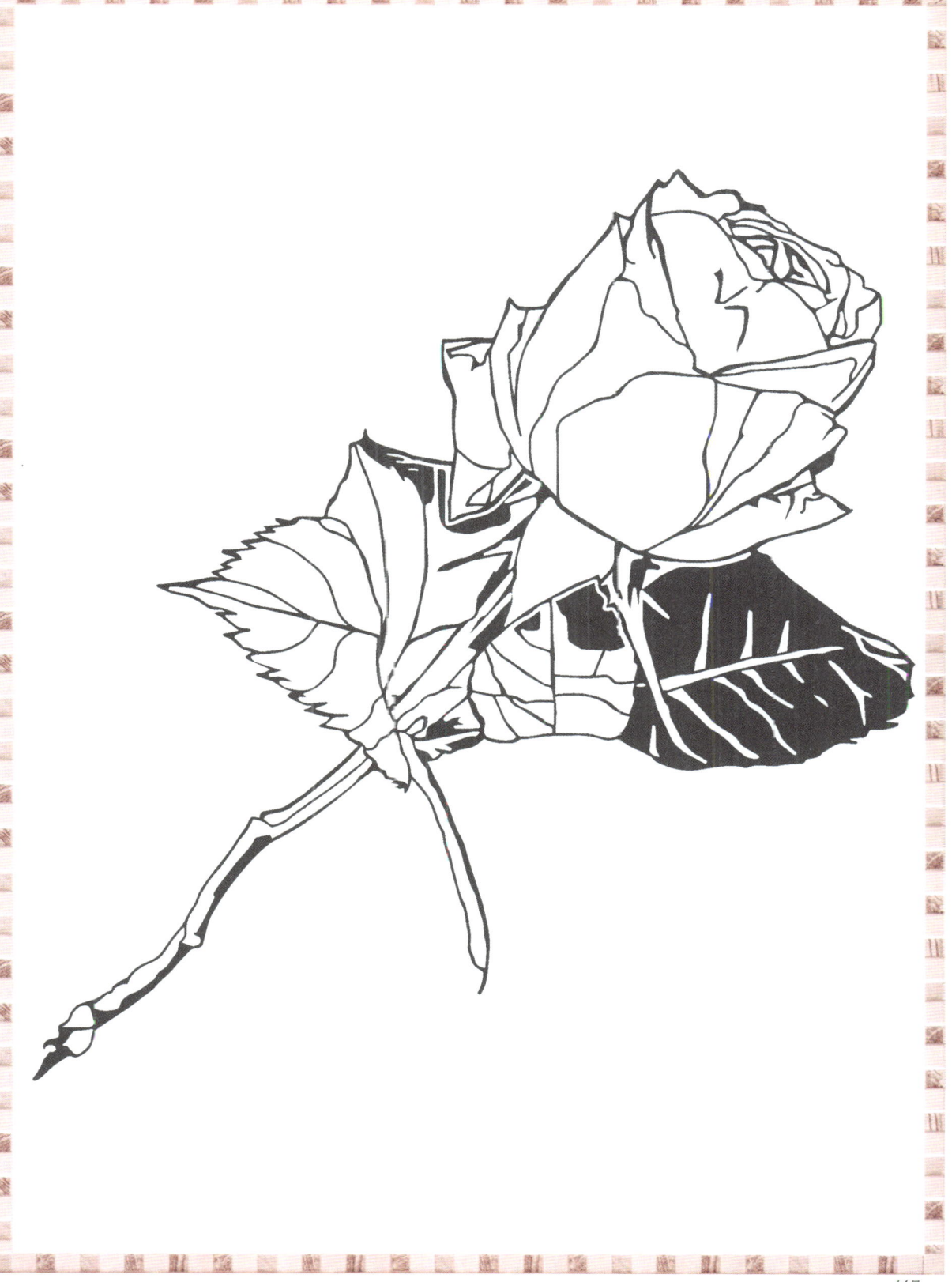

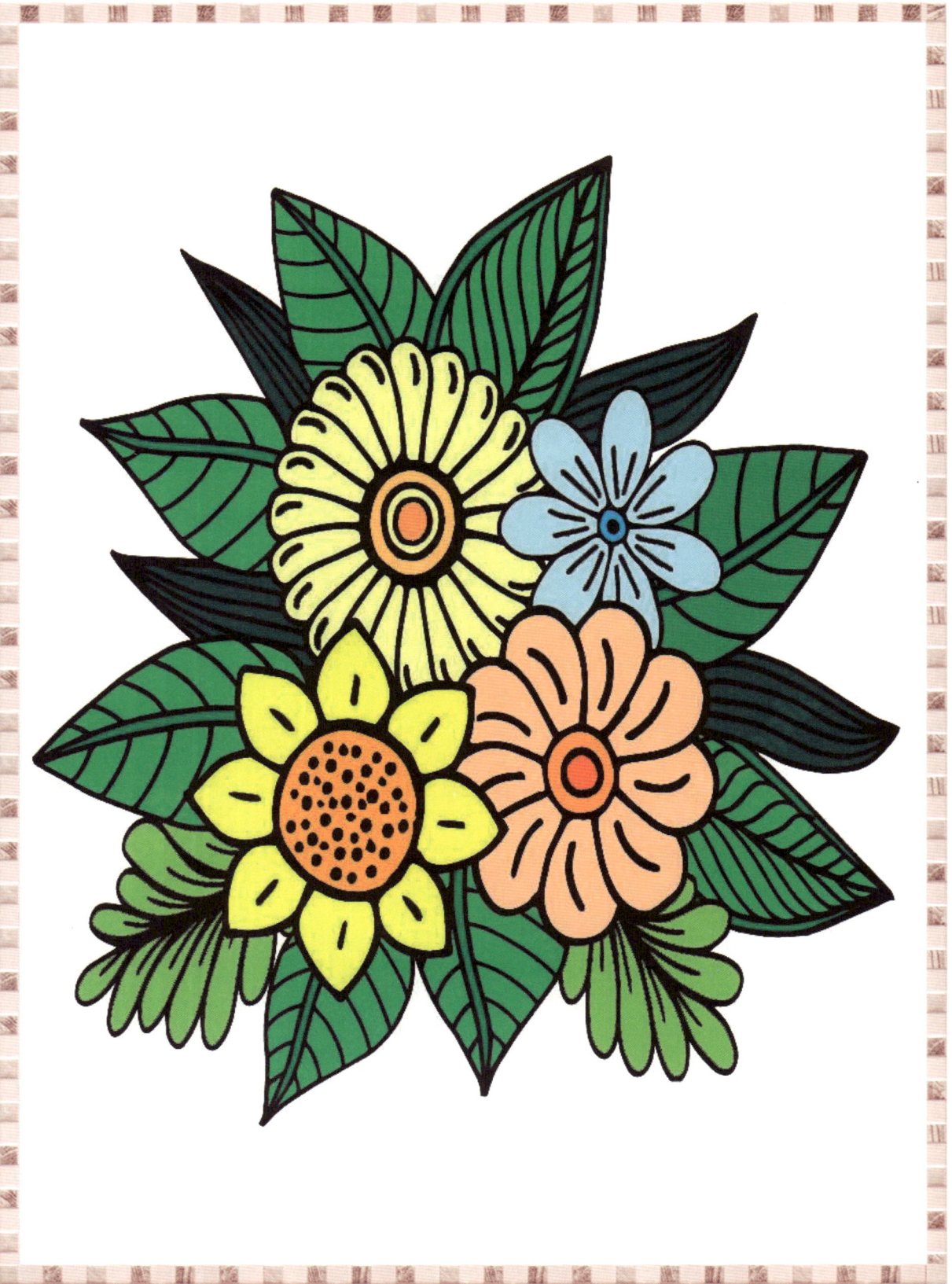

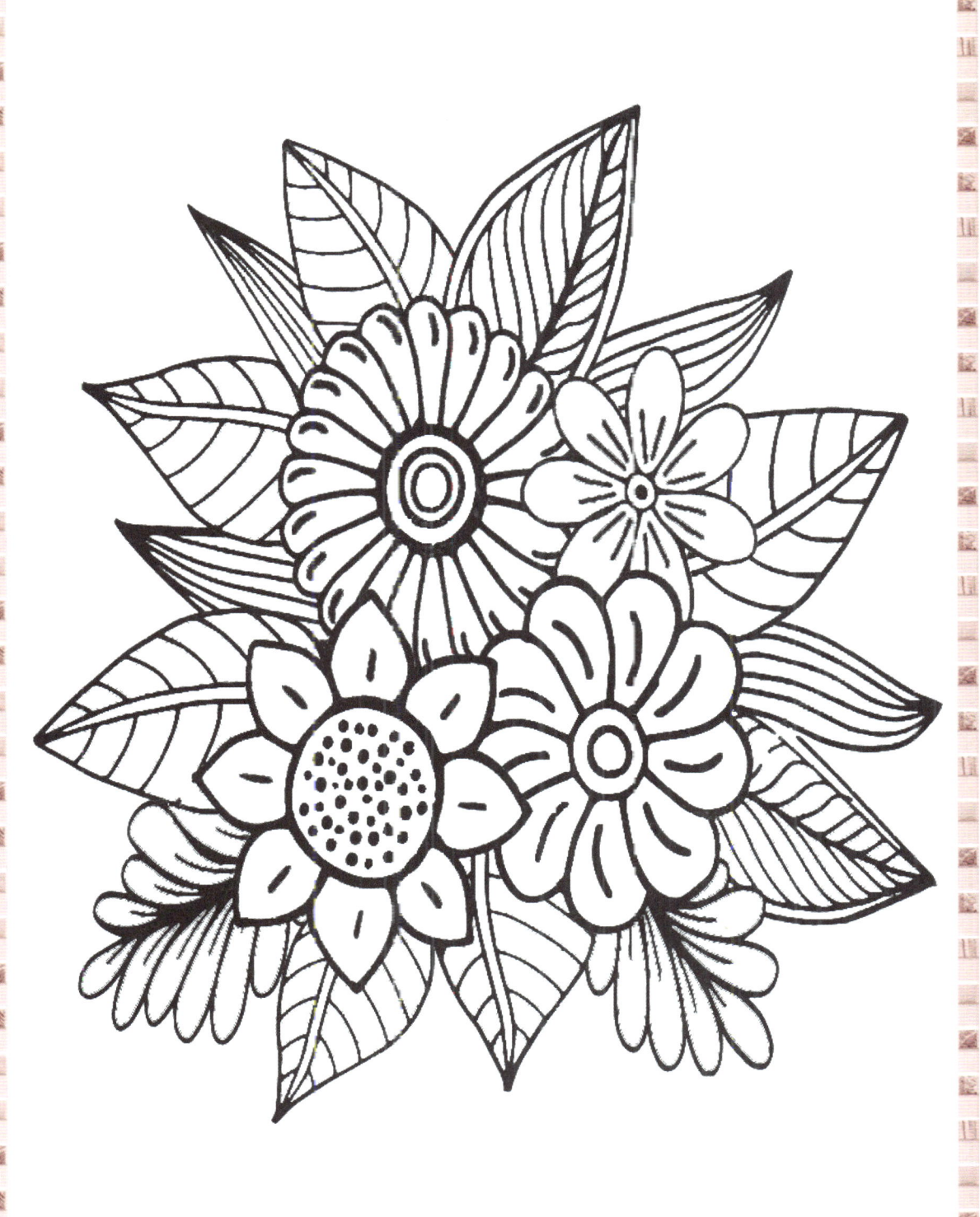

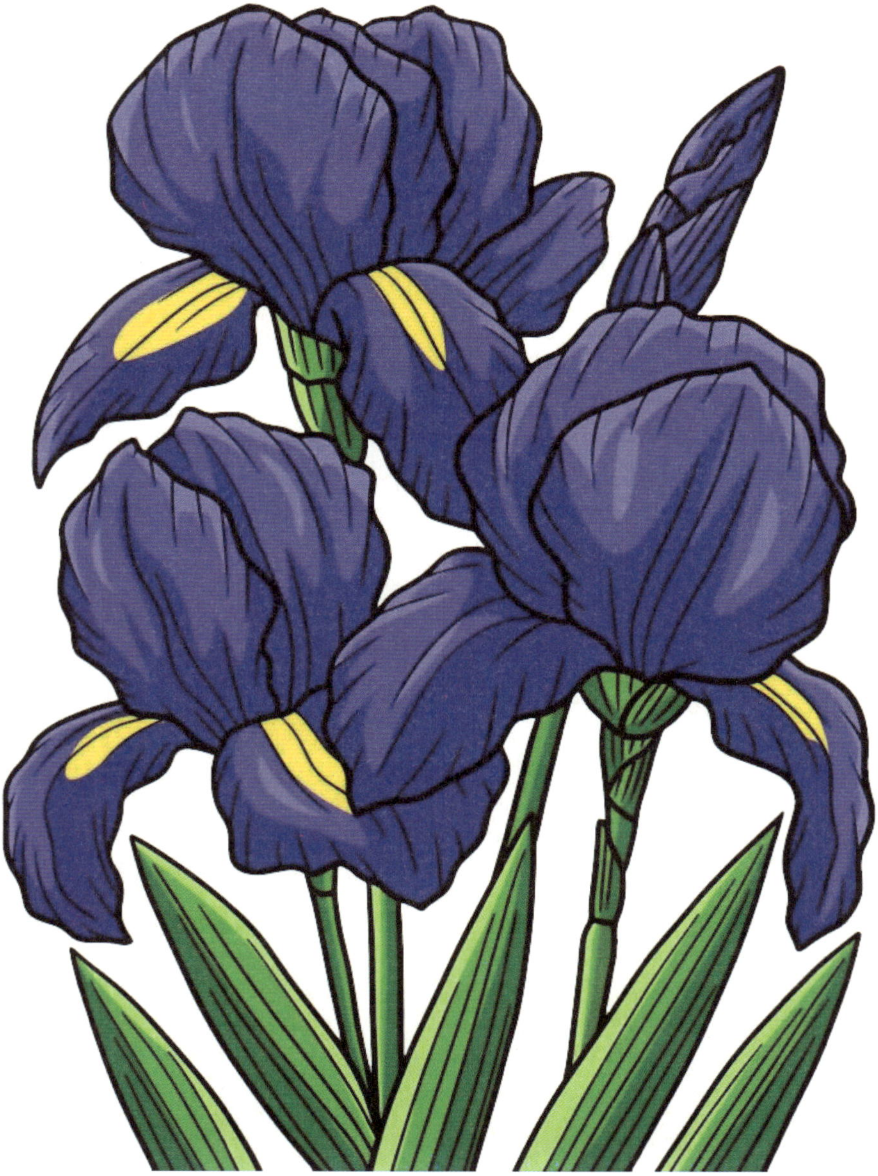

## 붓꽃

원 산 지 : 한국, 중국, 일본, 시베리아 동부
개화 시기 : 5~6월
참고 사항 : 산기슭 건조한 곳에서 자라는 여러해살이풀인 붓꽃의 꽃말은 '좋은 소식'이다.

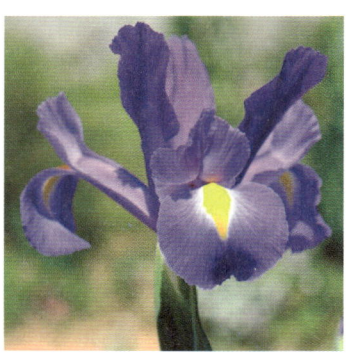

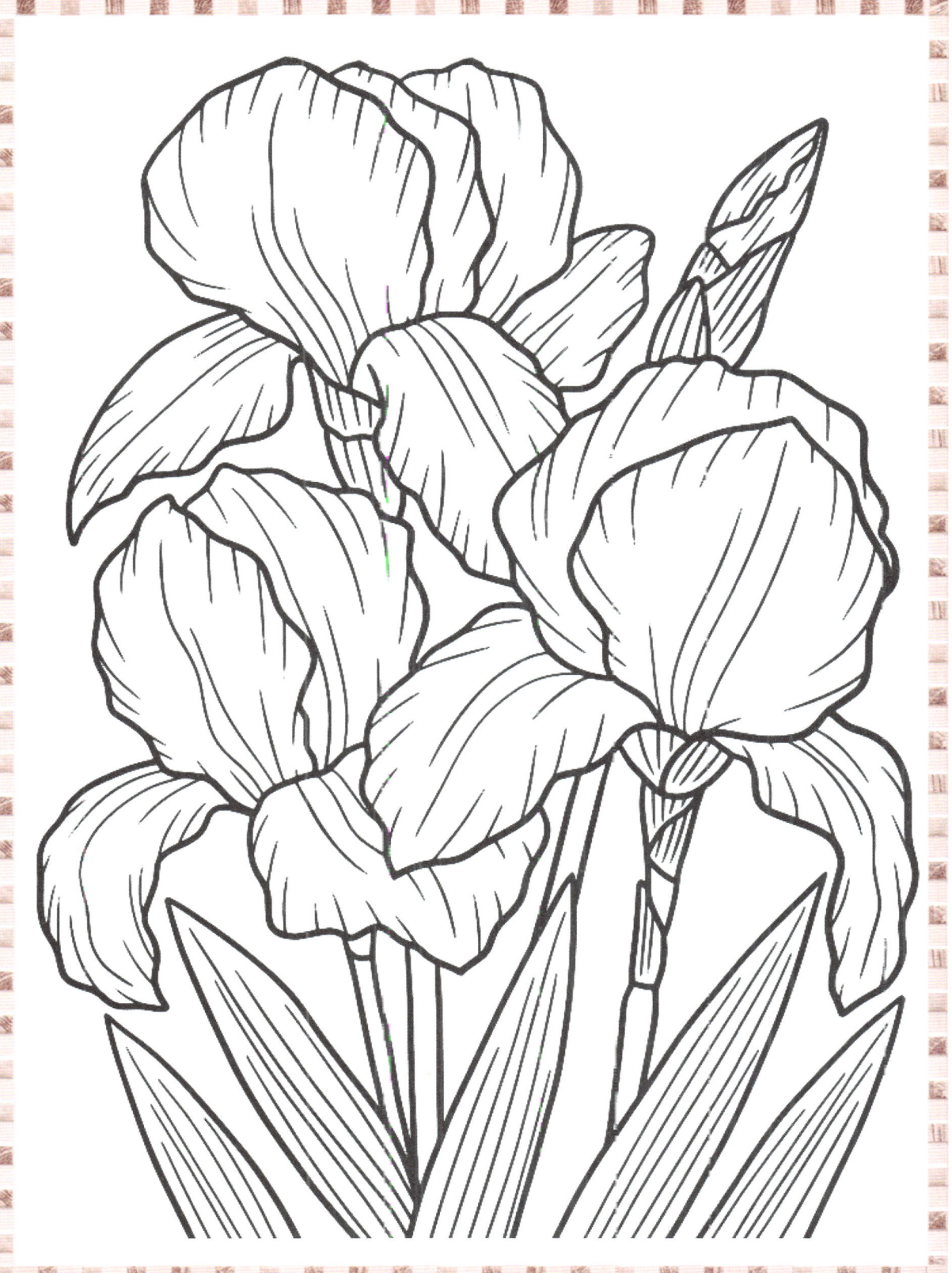

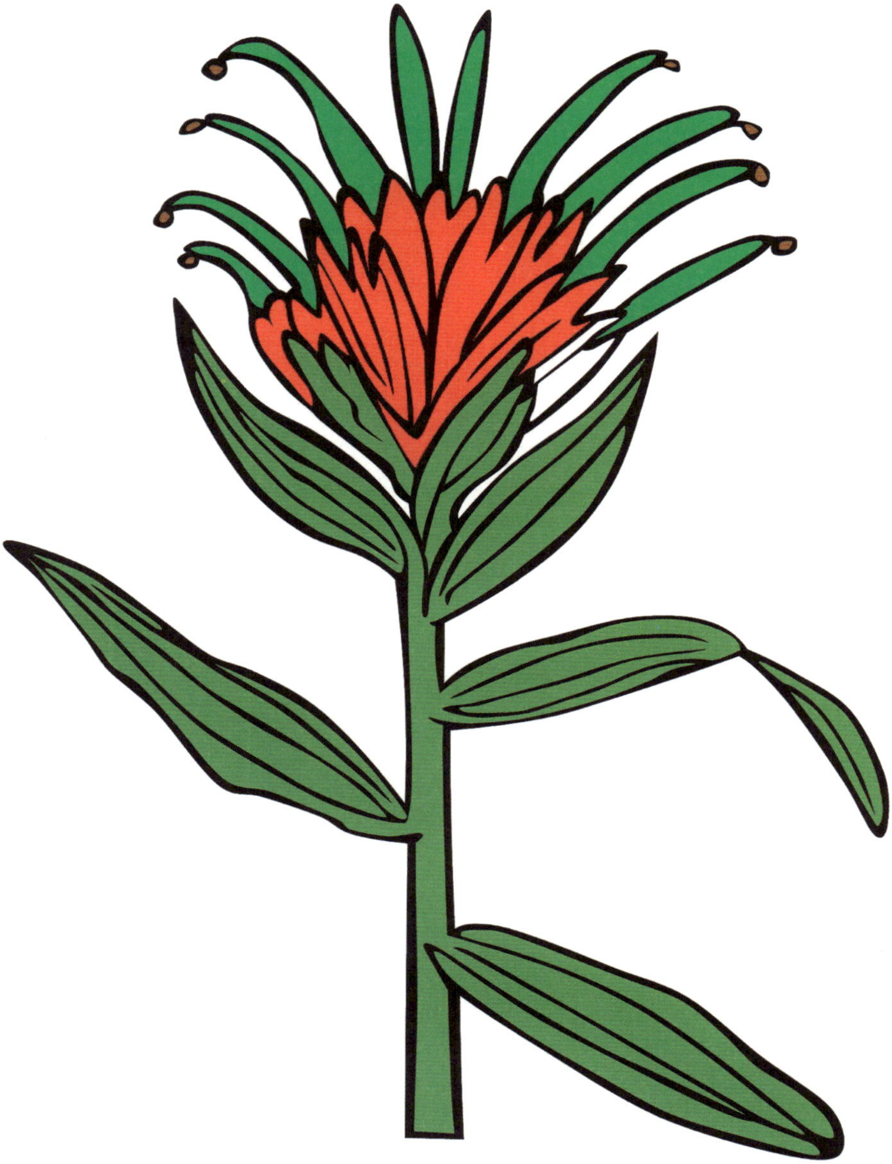

### 인디언 페인트브러시(Indian Paintbrush)

원 산 지 : 미국
개화 시기 : 5~7월
참고 사항 : 산림 개간지와 초원에서 많이 발견되는데, 색과 종류가 다양하며 아메리카 원주민은 식용으로도 섭취했다. 와이오밍주의 주화(州花)이다.

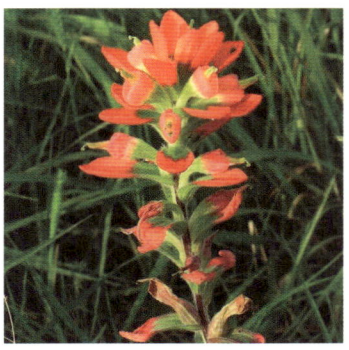

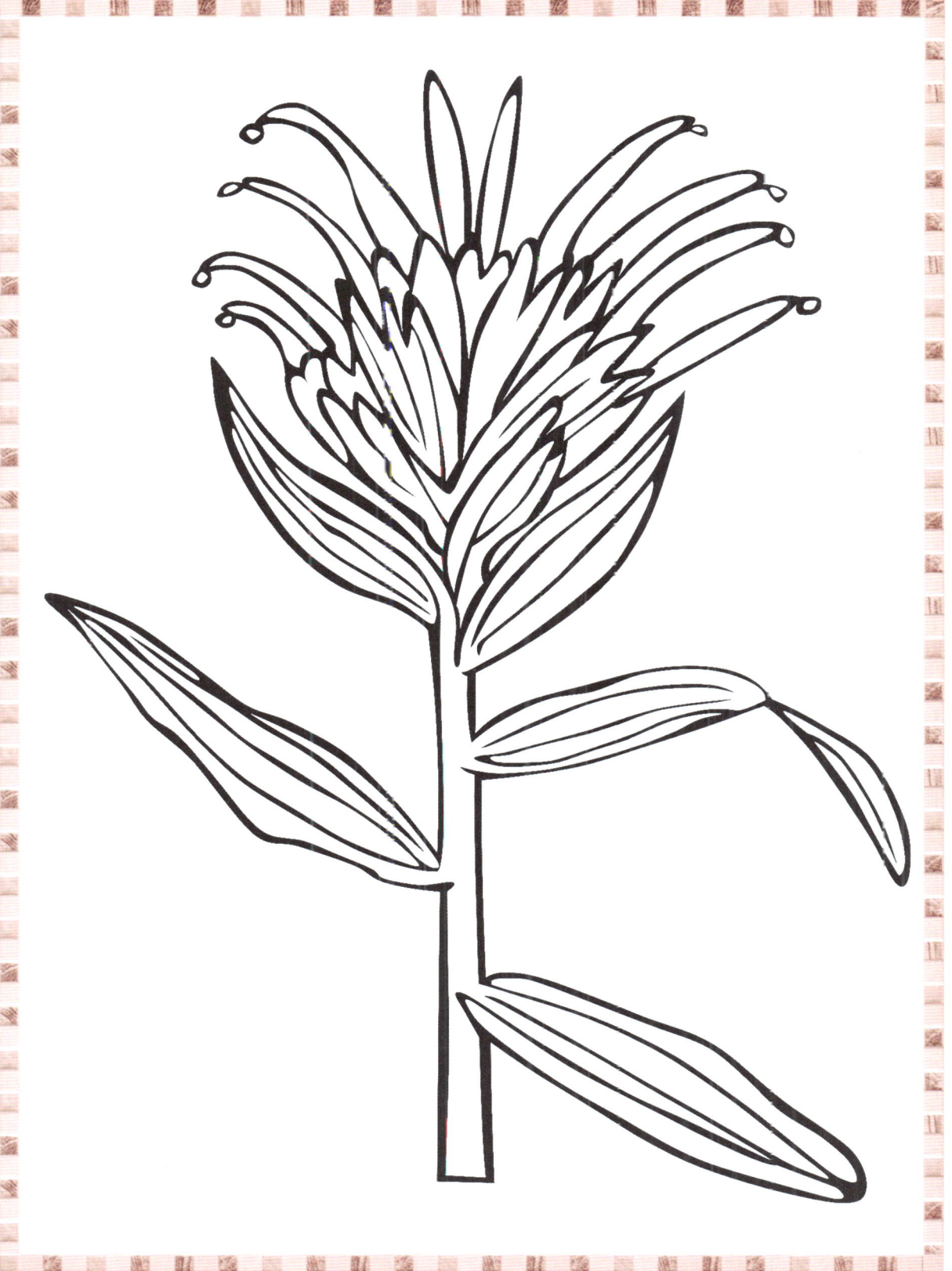

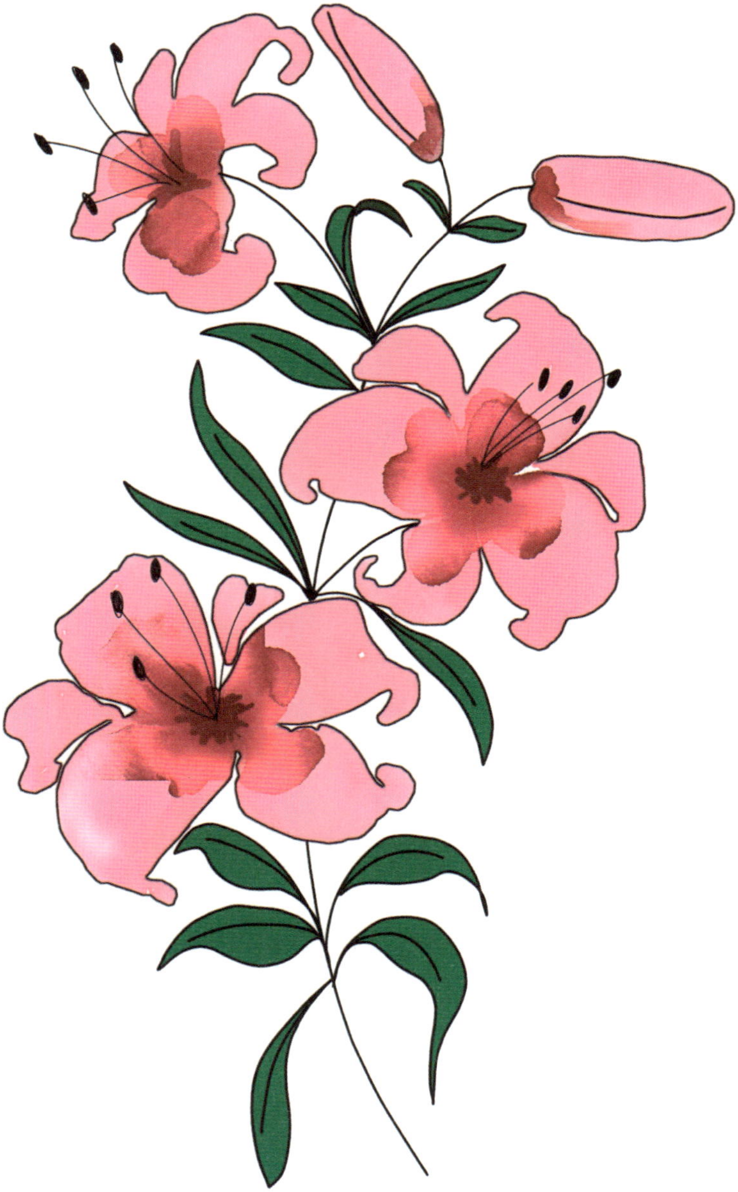

## 철쭉

원 산 지 : 한국, 아시아
개화 시기 : 5월
참고 사항 : 진달래과에 속하는 철쭉은 사실상 진달래와 많이 닮았지만, 진달래와 달리 먹으면 안 된다. 꽃에 독성이 있기 때문이다. 이런 까닭에 진달래는 참꽃, 철쭉은 개꽃으로 부르기도 한다.

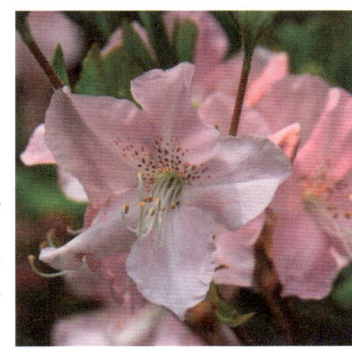

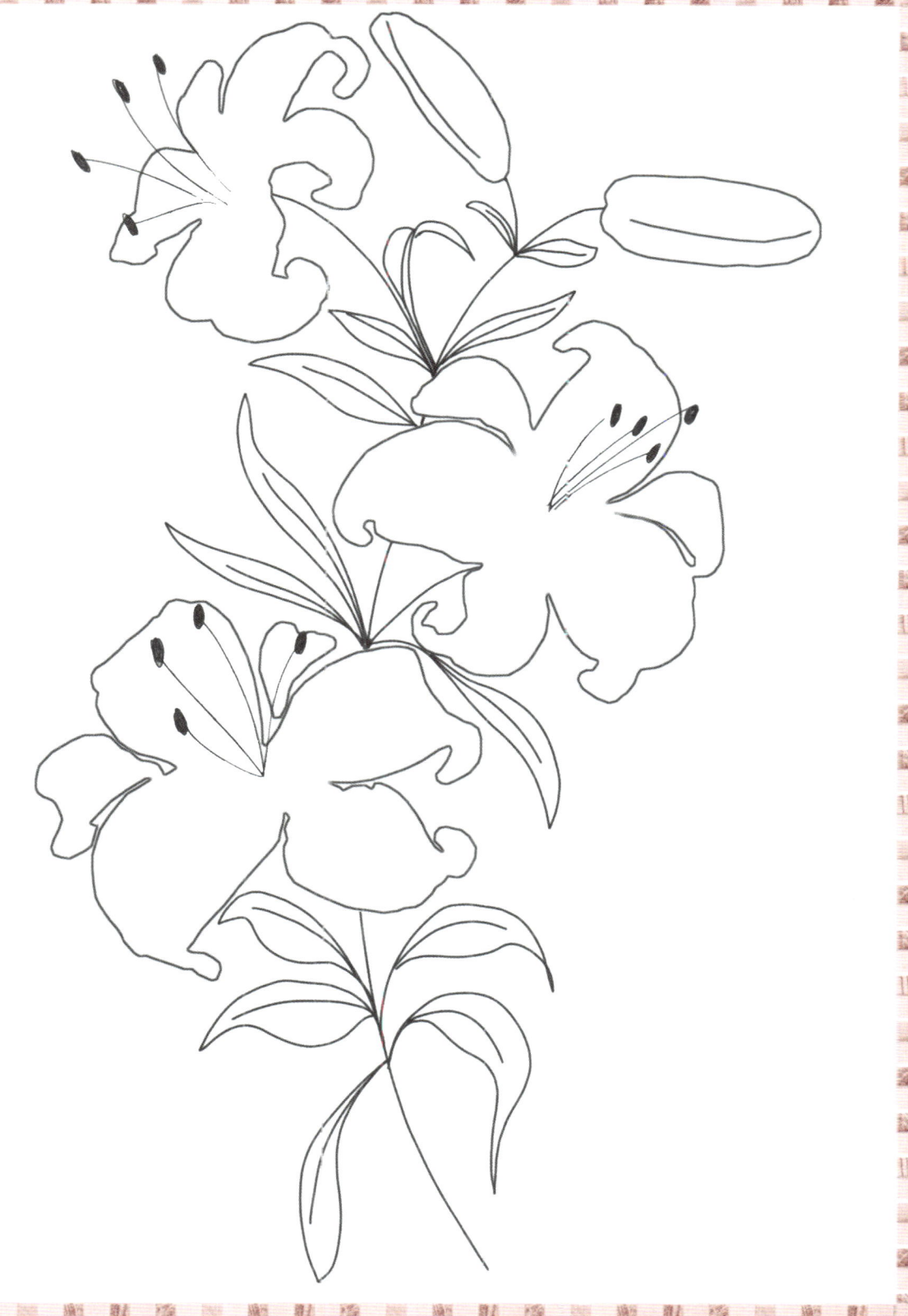

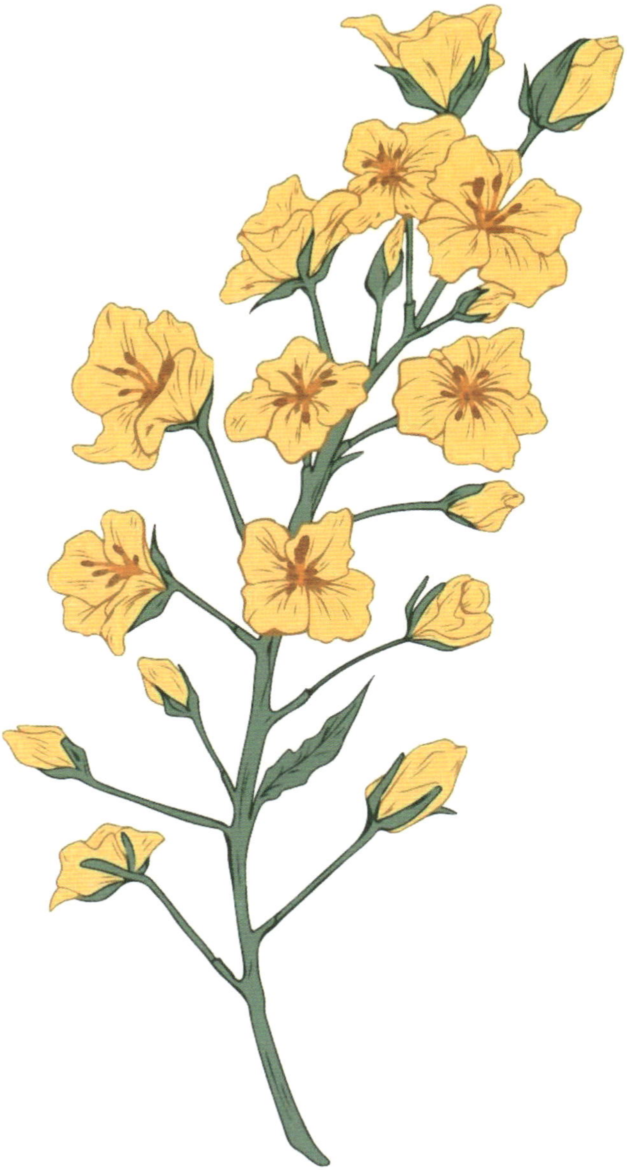

## 유채꽃

원 산 지 : 중국
개화 시기 : 3~5월
참고 사항 : 유채 씨앗에서 추출한 기름이 바로 우리가 식용하는 카놀라유이다. 잎은 나물 등으로 먹을 수 있다.

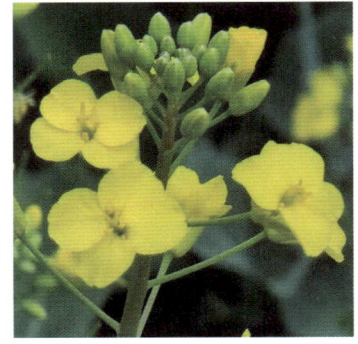

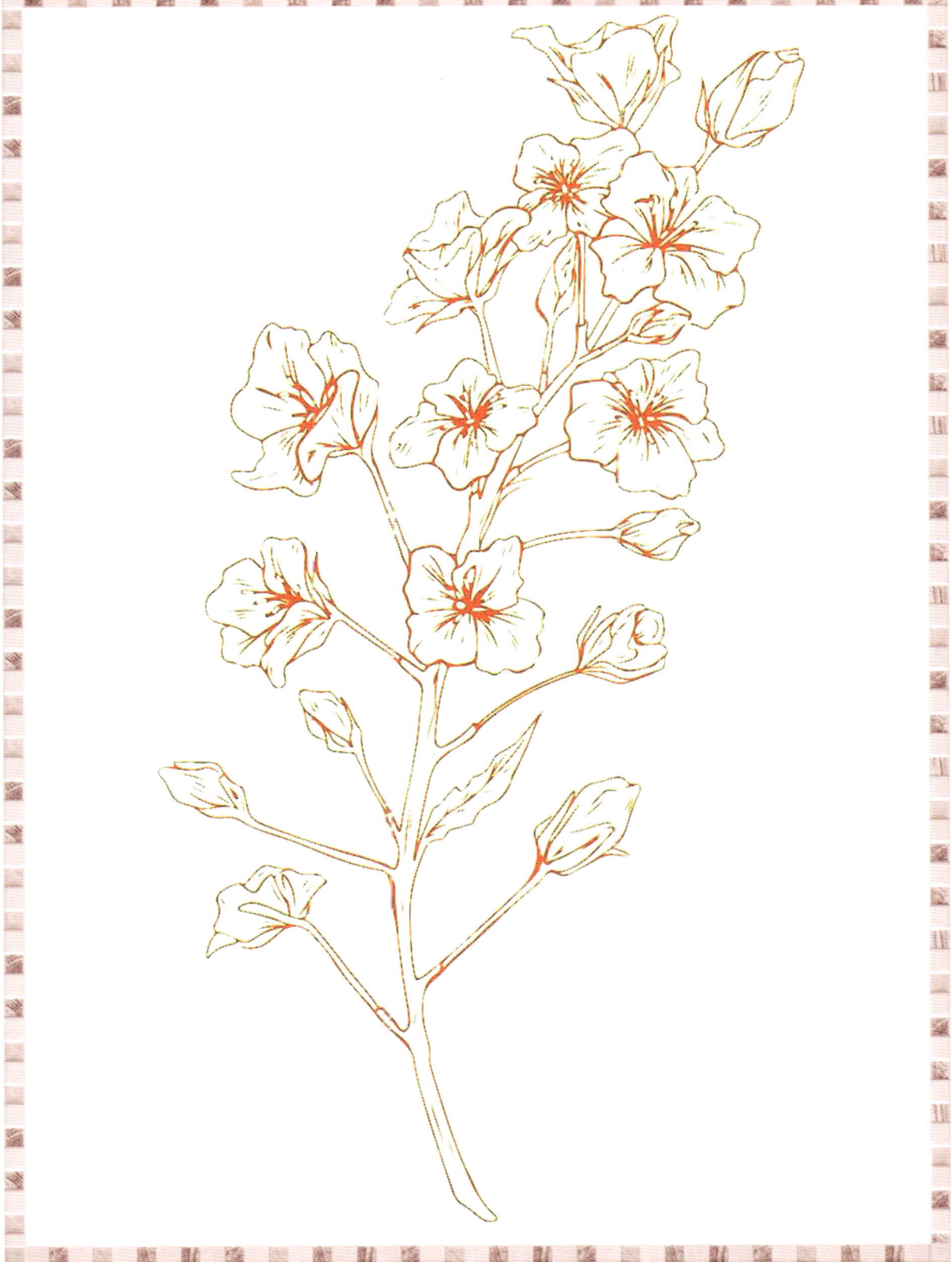

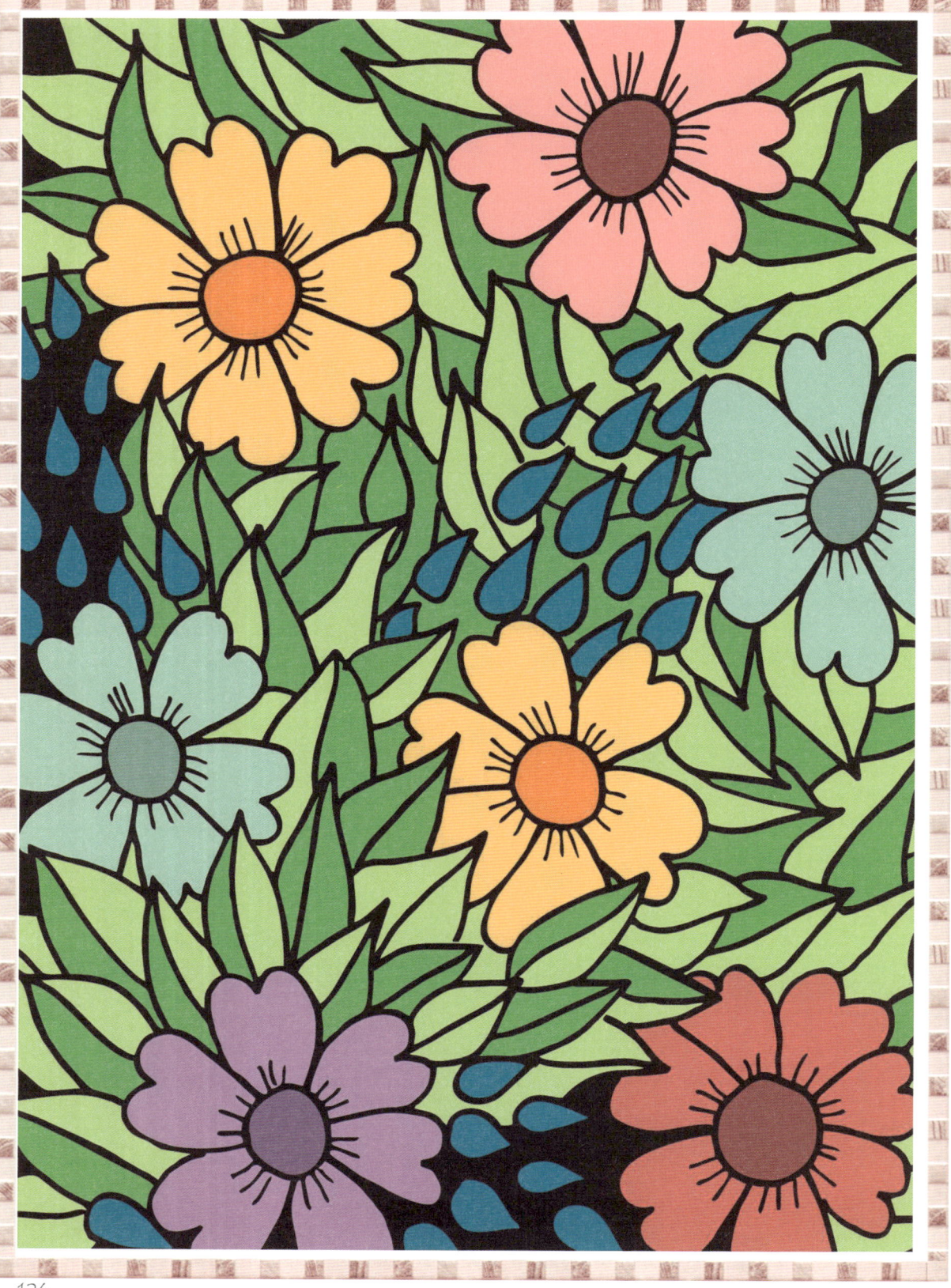

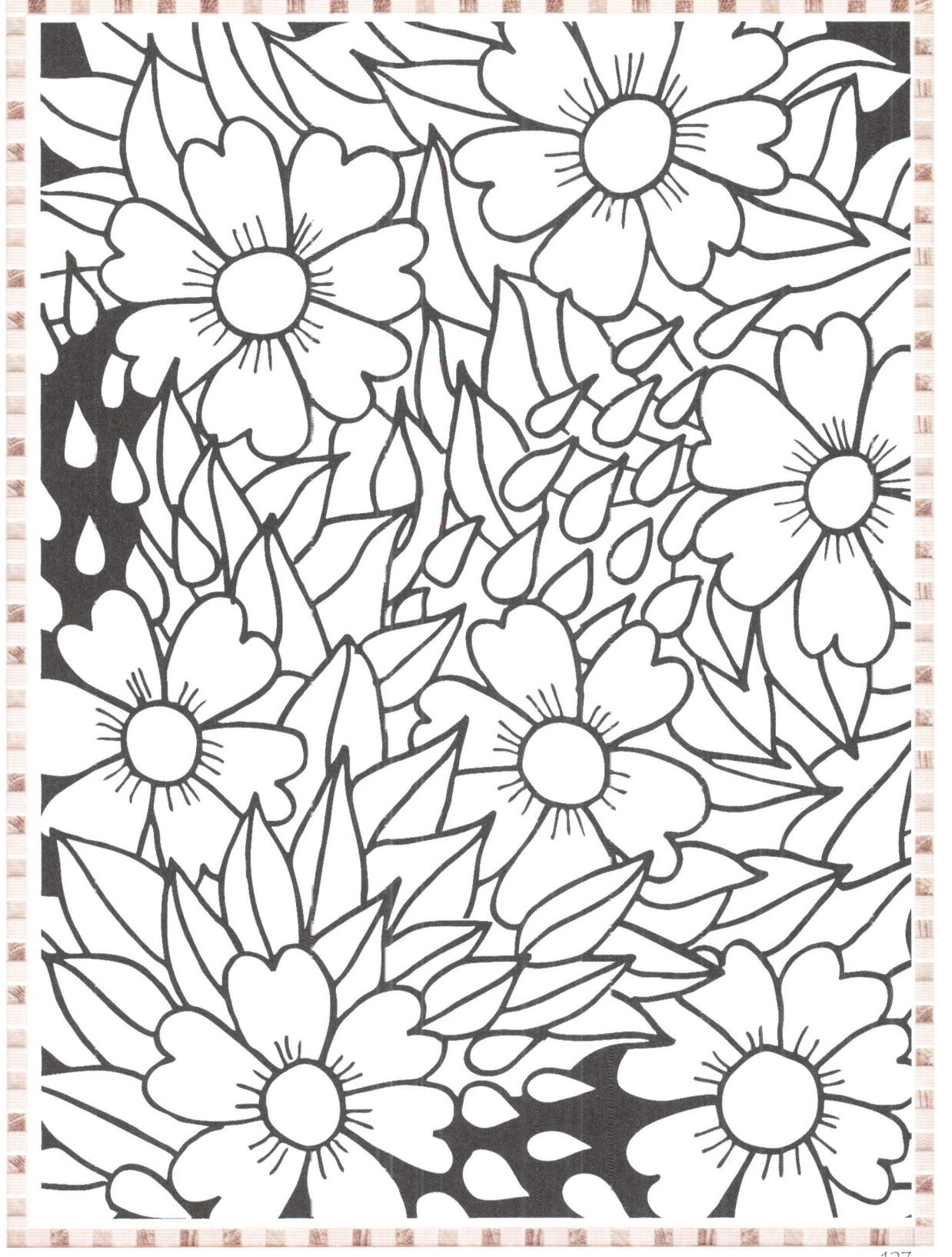

누구나 쉽게 따라 할 수 있는
## 꽃 그림 색칠하기

1판 3쇄 인쇄 | 2025. 11. 10.
1판 3쇄 발행 | 2025. 11. 15.

엮은이 | 치매예방놀이연구회
펴낸이 | 윤옥임

펴낸곳 | 브라운힐
서울시 마포구 토정로 214번지 (신수동)
대표전화 (02)713-6523, 팩스 (02)3272-9702
이메일 yun8511@hanmail.net
등록 제 10-2428호
ⓒ 2025 by Brown Hill Publishing Co. 2025, Printed in Korea

ISBN 979-11-5825-127-7 13650

☞ 잘못 만들어진 책은 바꾸어 드립니다.